护理基础技能操作与临床护理

安百芬 孔 环 刘 梅 贺 丽 主编

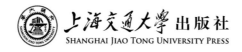

上海交通大学出版社
SHANGHAI JIAO TONG UNIVERSITY PRESS

内容提要

本书主要涉及临床护理的发展趋势、基础护理技术和影像科护理技术以及内科、外科、妇产科和儿科临床重点科室常见疾病的护理措施，对常见疾病的病因及发病机制、临床表现、诊断要点、治疗要点等也进行了详细的阐述。本书注重培养护士科学的临床思维、工作方法以及综合应用学科知识正确处理临床疾病的能力，适用于各级护理人员、护校学生学习参考。

图书在版编目（CIP）数据

护理基础技能操作与临床护理 / 安百芬等主编. --
上海 ： 上海交通大学出版社，2021.12
ISBN 978-7-313-26204-2

Ⅰ．①护… Ⅱ．①安… Ⅲ．①护理学 Ⅳ．①R47

中国版本图书馆CIP数据核字（2021）第277574号

护理基础技能操作与临床护理
HULI JICHU JINENG CAOZUO YU LINCHUANG HULI

主　　编：安百芬　孔　环　刘　梅　贺　丽
出版发行：上海交通大学出版社　　　　　　　　地　　址：上海市番禺路951号
邮政编码：200030　　　　　　　　　　　　　　电　　话：021-64071208
印　　制：广东虎彩云印刷有限公司
开　　本：710mm×1000mm 1/16　　　　　　　经　　销：全国新华书店
字　　数：244千字　　　　　　　　　　　　　印　　张：14
版　　次：2023年1月第1版　　　　　　　　　　插　　页：2
书　　号：ISBN 978-7-313-26204-2　　　　　　印　　次：2023年1月第1次印刷
定　　价：198.00元

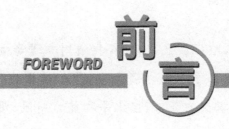

FOREWORD 前言

护理学是以自然科学和社会科学理论为基础的一门综合性应用学科,研究维护、促进、恢复人类健康的护理理论、知识、技能及其发展规律,具有很强的科学性、技术性、社会性和服务性。护理工作体现在临床医学的各个方面,许多治疗性工作都必须通过护理人员实现和完成。例如,护士需要定期地巡视病房,在患者病情发生变化时,护士是最早、最快的发现者,特别是在护理危重患者时,护士更是第一线的哨兵,随时注意着患者病情的变化,直接掌握着疾病的每一步进展与转归,能够为医师进行下一步治疗提供最为准确及时的信息。在临床护理的各个环节中,都有护理风险存在及发生的可能,护理人员的一丝疏忽都会导致医疗护理事故,甚至引起医疗纠纷。如何将临床护理风险降至最低,防患于未然,为患者提供安全、优质的护理,维护护患双方的合法权益是护理工作者所要面对的重要课题。因此,为帮助广大临床护理人员进一步学习实践操作技能,扮演好"护士"这一角色,我们组织相关专家编写了这本《护理基础技能操作与临床护理》。

本书共分为7章,内容力求精练、实用,重点突出,紧密结合临床工作,主要涉及临床护理的发展趋势、基础护理技术和影像科护理技术以及内科、外科、妇产科和儿科临床重点科室常见疾病的护理措施,对常见疾病的病因及发病机制、临床表现、诊断要点、治疗要点等也进行了详细的阐述。本书注重培养护士科学的临床思维、工作方法以及综合应用学科知识正确处理临床疾病的能力,对各级护理人员、护校学生学习和临床实践大有裨益。

编者在深入临床实践之余,怀揣着对护理事业的满腔热忱,希望能将自身在临床护理工作中的点滴经验,呈献给国内的护理同行。在编写过程中,尽管做了积极的努力,但水平和能力所限,难免有疏漏与错误之处,恳请读者在学习与应用中批评指正。

《护理基础技能操作与临床护理》编委会

2021 年 7 月

CONTENTS 目录

第一章　临床护理的发展趋势

第一节　重视护患交流，实施整体护理

随着现代护理模式的转变，现代医学要求护士运用心理学、社会学等有关知识对患者实施全方位的护理，其中加强护患沟通越来越被重视，语言是护士与患者沟通并实施心理护理的方式之一，是人类交流思想感情的工具。护士的服务对象是患者，护士的语言交流沟通能力较其他职业更为重要。护士应使用良好的语言与患者沟通，这是赢得患者及其家属信任和尊重的重要手段，在新的医疗市场竞争越来越激烈的形势下，加强护患之间的语言沟通，对提高护理工作质量是非常重要的。

一、掌握交流的形式

人与人之间的交流是多方面、多形式的，它包括语言交流和非语言交流。非语言交流可通过体态语言，即手势、姿态、面部表情等。语言交流是重要的交流形式。语言交流能治病也能致病，能使患者的情绪发生很大的波动，以致病情恶化，因此护士还要注意交流的原则与技巧。

二、掌握与患者交流的原则与技巧

(一)简洁

说话应简单明了，根据对方的理解能力用通俗易懂、简洁明快的语言进行交流，对不是医学专业的人不用医学术语，以免造成误会。

(二)清晰

说话时信息要明确，不能含糊或似是而非。

(三)恰当和适时

在合适的时间和场合用合适的方式进行交流。因人、因地采用不同的语言和态度,而且谈话双方要以诚相见,互相提供可靠的信息。总之,交谈要使用礼貌性语言、安慰性语言、治疗性语言,禁止使用致病性语言、刺激性语言、伤害性语言。

三、掌握交流的类型

互通信息性交流的目的是为了获取或提供信息,常见于医院采集病史、搜集资料的过程中。据报道,94%的患者希望了解自己的病情,80%的患者感到害怕,62%的患者对病情表现出焦虑与忧虑的情绪。因此在搜集资料以前,应先向患者介绍病房环境,介绍同室病友,介绍床位医师和责任护士,帮助患者迅速进入角色。在医疗条件允许的情况下,对患者的病情用通俗易懂、形象的话语向患者解释,同时告诉患者将要接受的是常规性的治疗方法,让患者感到亲切、平等。在建立良好护患关系的基础上,使患者能够主动提供信息资料,并能进行交流。治疗性交流不仅可以帮助患者明确自己的病情,还能帮助患者顺利克服个人身心障碍。在交流之前一定要掌握患者信息及心理状态,明确交流的目的,然后才能因人、因事而谈。

第二节　重视临终关怀,提高生活质量

临床死亡患者中,癌症患者占很大比例,每死亡的3~4人中就有1人死于癌症。近年来,临终关怀作为一种新型的护理手段而逐渐受到重视。对晚期癌症患者进行临终关怀护理,可以最大限度地减轻患者身体上的痛苦,缓解其面对死亡的恐惧与不安,增强患者对临终生理、心理状态的适应能力,维持其生命尊严,提高生活质量。

一、生理护理

晚期癌症患者各脏器功能相继减退,大多数患者丧失自理能力。对晚期癌症患者实施对症治疗,使其在生理上感到舒适,主要包括对疼痛的控制和对其他症状的护理。据世界卫生组织统计,晚期癌症患者中,60%~90%会有不同程度

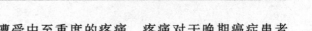

的疼痛,70%以上的患者最终会遭受中至重度的疼痛。疼痛对于晚期癌症患者的生活质量及对其临终前的关怀很大程度上会影响治疗效果。

(一)疼痛护理

1.药物止痛

采用世界卫生组织建议的三阶梯方法,具体方案如下。

(1)第一阶梯:适用于轻度疼痛的患者,使用非阿片类镇痛药(如阿司匹林、对乙酰氨基酚等)及辅助药。

(2)第二阶梯:适用于中度持续性疼痛或逐渐加重的疼痛的患者,使用弱阿片类药物(如布桂嗪、可待因等)。

(3)第三阶梯:针对强烈、持续疼痛的患者,应使用强阿片类药物(如吗啡)。

2.非药物止痛

(1)松弛术:通过调整体位或按摩使机体充分松弛,有助于患者的睡眠,还能使镇痛药更好地发挥作用。

(2)音乐疗法:具有镇痛,降低孤独、伤心的程度,增强生活信心等作用。

(3)催眠意象疗法:通过对临终患者实施催眠术可以提高松弛效果,减轻药物的不良反应。

(4)针刺治疗:可以诱导体内的内啡肽与吗啡受体结合,进而产生中枢性镇痛作用。

(5)神经阻滞治疗:用药物或其他物理手段暂时或长期阻断神经系统的传递作用,使疼痛局限并延缓疼痛的发作时间。

(二)呼吸道护理

呼吸道护理时要避免患者痰液过于黏稠,如有痰液堵塞呼吸道时,应及时吸出痰液和口腔分泌物。一旦发生呼吸浅表、急促、困难或有潮式呼吸时,应立即给氧,病情允许时可适当采取半卧位或将头与肩抬高。

(三)饮食护理

尽量为患者准备容易消化、符合患者口味且营养丰富的食物,对无法进食的患者必要时应予以鼻饲流食,以确保机体需要。

(四)口腔护理

保持口腔清洁与舒适,避免口腔黏膜损伤,协助患者用软牙刷刷牙,并常用盐水或漱口液漱口。

(五)排泄护理

对尿潴留的患者给予导尿;对于发生腹胀、便秘的患者,可给予热敷、缓泻剂、肛门栓剂,让患者口服蜂蜜水,或定时给予小量不保留灌肠等方法帮助患者排便,或行油类保留灌肠,或戴手套将嵌塞的粪便抠出,以解除患者的痛苦。

(六)皮肤护理

应保持皮肤清洁,避免过度干燥,并保持床单位干净整洁,定时翻身,按摩骨突出部位,增加营养等以保证皮肤的完整;对大小便失禁患者,要保持肛门周围及会阴部清洁,每次便后都要及时、轻柔擦洗,肛门周围红肿的患者涂凡士林油;受压部位出现皮肤红肿、淤血时,用红花酒精进行按摩,若出现水疱及压痛时,应抽出水疱中液体,用复方安息香酊外敷,并配合紫外线照射。

二、心理护理

癌症临终患者的心理变化通常要经过 5 个阶段,即否认期、愤怒期、妥协期、抑郁期和接受期。护士要注意评估患者的心理状态,针对性地做好各个阶段的心理护理,并制订相应的护理措施。

(一)否认期

护士应给予充分的理解,多与患者沟通,既不戳穿患者的防卫,也不对患者撒谎,应耐心倾听患者的倾诉,循循善诱,使其逐步面对现实。

(二)愤怒期

护士应给予患者关爱、宽容,使其能发泄愤怒、宣泄情感,耐心倾听患者的心声,不要随便打断患者说话,言语要谨慎,态度要真诚,对患者的一些失控行为给予同情和理解。

(三)妥协期

愤怒情绪消失后,患者开始接受现实。护士应在生活上给予关心,饮食上给予指导,使患者处于最佳的心理和生理状态。

(四)抑郁期

护士要多与患者沟通,给患者表达自己情感和顾虑的机会,要注意绝口不谈病故和死亡这类敏感的话题,同时要加强防范,防止意外事故的发生。

(五)接受期

此期护士应做好患者的基础护理与临终关怀,为患者提供安静、整洁的环

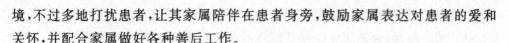

境,不过多地打扰患者,让其家属陪伴在患者身旁,鼓励家属表达对患者的爱和关怀,并配合家属做好各种善后工作。

临终关怀是一项高尚而艰巨的工作,它体现了医护工作者的人道主义精神。作为医护工作者,应根据患者的实际需要,因人而异地做好临终关怀工作,充分显示临终关怀的温暖和力量,使临终患者在温情照顾下舒适、安详、有尊严地度过人生的最后阶段。

第三节 加强护理继续教育,培养专科护士

一、加强在职护理人员专业理论知识的学习和掌握

(一)制订专科理论学习日

科室在职护理人员轮流采用多媒体方式授课,每月 1 次,授课内容为专科疾病及护理相关知识,提前 1 个月通知授课人进行备课及相关准备,授课时间控制在 20 分钟左右,授课完毕后利用 10 分钟时间提问及进行相关问题探讨,最后对授课情况进行评价。学习日除值班人员外,其他人不得无故请假,这样既达到学习理论知识的目的,还能锻炼护理人员的口才表达能力、沟通能力及心理素质,同时也提高了护士运用现代信息技术的能力,并且资源还可以得到共享。

(二)晨会提问

每天晨会交班时利用 5 分钟时间对专科疾病的相关知识、当天病房危重患者的护理重点及特殊患者的病情进行提问,根据护理人员年资高低对其内容要求的掌握程度也各不相同。提问先从低年资护士开始,然后由中、高年资护士进行补充,最后由护士长总结、评价,其评价结果分为优、中、差,并将结果作为考核内容的一部分,以提高护理人员学习的积极性及主动性。

(三)定时参加护理部继续教育规划

护理部应进一步加强在职护理人员的继续教育工作,根据护理人员年资高低不同,继续教育培训内容及时间也不同,护理人员根据《继续教育培训课程安排表》定时参加培训,培训共分为 4 个模块进行。

(1)第一模块:为入职培训模块,1～2 年护理人员(含 1 年内)参加。

5

（2）第二模块：为临床护理指导与交流模块，2～4年护理人员参加。

（3）第三模块：为护理专业发展模块，4年以上护理人员参加。

（4）第四模块：为护理专业管理模块，主要为护士长及护理骨干参加。

（四）定期进行理论知识考核

根据护理人员年资高低不同，考核内容及频率也不同，1～2年者每月进行1次考核，3～4年者每2个月进行1次考核，5年以上者每季度进行1次考核。

（五）定期护理查房

选择较为典型、诊断明确、病情复杂的危重患者，结合临床病例，组织护士以患者的生理、病理、临床症状、体征为基础，从对患者的治疗到对并发症的护理进行发言讨论。及时有效地制订护理计划，通过查房提高护士调查、分析和综合判断能力，大家互相交流，既可以掌握和巩固理论知识，又可以熟练护理技术。对病情特殊的患者，护士要深入了解患者的病情，包括发病原因、治疗、护理等问题等，护士长及时给予督促指导，每月2次。

二、重视专科职业技能培训

（一）定期进行常规及专科操作练习及考核

根据护士年资高低不同，练习及考核内容、频率也不同，1～2年者每月进行不同的操作练习及考核，3～4年者每季度进行不同的操作练习，并抽查考核，5年以上者每6个月进行1次随机抽考。

（二）严格带教培养

根据护士的工作能力、技术水平，经过考评及护理部的审查，确定资深带教老师对新进科室护理人员进行带教。要求新护士能自觉严格要求自己，积极主动、有目标地掌握专科技能，同时还要求他们熟悉护理工作的重点，突出危重患者的护理，尤其是观察病情、基础护理等护理工作，培养对病情观察的敏锐性，使护士从开始就对专科护理的重点有所了解。在带教过程中要充分发挥骨干力量，给新护士树立一个好的榜样，加强工作责任心和自觉性，提高护士慎独素质，自觉把职业意识贯彻到护理工作中的每个环节。

三、加强医护交流，参加科主任查房和死亡病例护理讨论

要求护士参加危重患者、疑难病例讨论，并提出相关问题。在相互沟通中，提高护士分析问题和判断问题的能力，有利于全面考虑到患者的护理问题，制订护理计划，采取护理措施。护士长和专业护士从医师查房中获得患者信息，把了解到的病情及可能出现的情况,利用晨会交班的时间,转达给每一位值班者,使整体护理得以畅通运行。通过死亡病历护理讨论可以提高护理人员的判断力及解决问题的能力,从而提高护理质量。

四、加强信息技术在临床中的应用

通过医院图书馆或网络进行护理知识信息查阅,并在网上进行答题训练,使护理人员的知识面不断拓宽。经常查阅国内外杂志的新动向、新技术并与临床工作结合,使护理人员不断更新知识,提高自身的护理水平。

五、护理专科人才培养的思考

(一)加强素质教育,稳定护理队伍

随着人类知识的不断积累,对于人才素质的要求也越来越高,护理专科人才的培养尤其重要。由于受传统教育思想、教育理念和教育模式的影响,目前专科护理人员接受的教育多以适应职业、岗位为目标,但对其文化素质的培养相对忽视,对护理专科人才的培养不够重视。在各层次护理专科人才培养过程中,倾向于教育其怎样"做事",忽视教育护士如何"做人",致使专科护士出现重专业、轻服务的倾向。因而在病房工作中始终要给其灌输护理是一种神圣的职业和是为患者服务的理念,这要求专科护士要有敬业、奉献、诚信等道德和法律观念,在工作中不断加强自身知识和能力的学习,提高其素质修养。选拔综合素质较高、德才兼备的骨干护士作为病房专科护士培养对象。尊重和爱护专科护理人才,从而稳定护理队伍。

(二)重视专科护理查房,提高专科护理水平

专科护理查房是目前对患者实行整体护理过程中保证护理质量较常用的方法,其目的是解决患者在住院期间遇到的一些常见的问题。

病房坚持每月进行1次专科疾病护理查房,查房尽量由专科护士主持,要求做好查房前的各项准备和查房记录,不断总结经验,从而使专科护士的能力得到充分的锻炼和提高。查房的目的不是应付检查,而是切实的解决临床患者目前存在的问题,在运用专科理论知识和专科技术手段解决这些问题的同时,还要预防潜在的护理问题及并发症。同时,这也是一次对专业理论知识和专科技术手段的临床训练和实践运用的检验。通过组织、参与病房内护理查房、每月一次的专科护理示范操作等实践活动,使骨干护士尽快成为专科护理人才。

六、加强量化考核,抓好专科护理质量

(一)抓好专科护理质量的重要性

护理质量水平的高低,直接反映医院的整体水平,护理质量的好坏与护理管理密切相关。要激励护士积极参与开展新业务和新技术,因此在临床工作中要始终强化护士对护理质量管理的意识。传统护理质量水平的高低只是看执行医嘱是否做到及时性、有效性和安全性。随着医学模式的转变和人们医疗需求的变化,目前临床上提倡以能让患者满意的人性化服务为目标。护理质量涉及很多,诸如工作效率、费用控制、服务态度等方面,这已成为护理品质、形象和价值所在。

(二)重视量化考核,保证护理质量

围绕提高专科护理质量,以坚持专科质量检查为中心。病房成立量化考核小组,即质量考核组、行政组和业务考核组。由护理骨干担任组长,采取自查、互查、组长查、护士长抽查等形式来不断反馈。除了提高专科护理人才的管理能力外,着重针对各班次环节质量和护理质量的提高。病房每季度进行 1 次专科操作及急救技术考核,每半月举行 1 次专科知识,专科用药的适应证和禁忌证及适用方法和注意事项,专科护理常规等理论考试及晨间提问等,从而提高专科护士的综合能力。在临床护理工作中,不仅要求专科护士在理论上知其然;在临床实际工作中更要知其所以然,在工作中要做到得心应手,学以致用,从而保证病房护理质量的有效控制和提高。

第二章　基础护理技术

第一节　采　血　法

一、一次性定量自动静脉采血器采血法

一次性定量自动静脉采血器采血法用于护理和医疗检测工作,与注射器采血相比,可预防交叉感染,特别是有各种已配好试剂的采血管,这不仅减少了化验和护理人员配药及加药的工作量,而且可避免差错的发生。

(一)特点

1.专用性

一次性定量自动静脉采血器采血法专供采集静脉血样标本用。血液可直接通过胶管吸入负压储血管内。血液完全与外界隔离,避免了溶血和交叉感染,提高了检测的准确度。

2.多功能

一次性定量自动静脉采血器采血法已配备各种抗凝剂、促凝剂,分别适用于各种检验工作。改变了长期以来存在的由于检验、护理人员相关知识不协调,导致试剂成分与剂量不规范,影响检测效果的现状。

3.高效率

一次性定量自动静脉采血器采血法不需人力拉引,不需另配试管、试剂和注射器,可一针多管采取血样标本,还可一针多用,采完血后不必拔出针头即可输液,是注射器采血时间的 2/3。从而大大减轻了护理人员、检验人员的劳动强度和患者的痛苦,也不会因反复抽注而造成溶血。

(二)系列采血管

1.普通采血管

(1)适用检测项目:①钾、钠、氯、钙、磷、镁、铁、铜离子的测定。②肝功能、肾

功能、总蛋白、清蛋白和球蛋白的比值、蛋白电泳、尿素氮、肌酐、尿酸、血脂、葡萄糖、心肌酶、风湿系列等生化测定。③各种血清学、免疫学等项目测定。

(2)采集方法:在接通双针头后至采血完毕,将储血管平置、送检。

2.3.8%枸橼酸钠抗凝采血管

(1)适用检测项目:魏氏法血细胞沉降率测定专用。

(2)在接通双针头后至采血完毕,将储血管轻轻颠倒摇动 4～5 次,使抗凝剂充分与血液混匀,达到抗凝的目的后送检。

3.肝素抗凝采血管

(1)适用检测项目:血流动力学测定(采血量≥5 mL)、血细胞比容检查、微量元素检测。

(2)采集方法:接通双针头后至采血完毕,将抗凝采血管轻轻抖动 4～5 次,使抗凝剂充分与血液混匀,达到抗凝的目的后送检。

4.乙二胺四乙酸(EDTA)抗凝采血管

(1)适用检测项目:温氏法血液沉降率及血细胞比容检查,全血或血浆生化分析,纤维蛋白原测定,各种血细胞计数、分类及形态观察,贫血及溶血,红细胞病理,血红蛋白检查分析。

(2)采集方法同肝素抗凝采血管。

5.草酸钠抗凝采血管

(1)适用检测项目:主要用于凝血现象的检查测定。

(2)采集方法:同肝素抗凝采血管。

(三)使用方法

(1)检查真空试管是否密封,观察试管密封胶塞的顶部是否凹凸不平,如果凸出则说明密封不合格,需更换试管。

(2)按常规扎上止血带,局部皮肤消毒。

(3)取出小包装内的双针头,持有柄针头,取下针头保护套,刺入静脉。

(4)见到小胶管内有回血时,立即将另一端针头(不需取下针头套)刺入储血管上橡胶塞的中心进针处,即自动采血。

(5)待达到采血量时,先拔出静脉上针头,再拔掉橡胶塞上的针头,即采血完毕(如果需多管采血时,不需拔掉静脉上针头,只需将橡胶塞上的针头拔出并刺入另一储血管即可)。

(6)如需抗凝血,需将每支储血管轻轻颠倒摇动 4～5 次,使血液与抗凝剂完全混匀后,平置送检。如不需抗凝血,则不必颠倒摇动,平置送检即可。

(四)注意事项

(1)包装破损严禁使用。

(2)一次性使用后销毁。

(3)环氧乙烷灭菌,有效期为2年。

二、小静脉逆行穿刺采血法

常规静脉取血时,进针的方向与血流方向一致,在静脉管腔较大的情况下,取血针的刺入对血流影响不明显。如果穿刺的是小静脉,血流就会被取血穿刺针阻滞,针头部位就没有血流或血流不畅,不容易取出血来。小静脉逆行穿刺采血法的关键是逆行穿刺,也就是针头指向远心端,针头迎着血流穿刺,针体阻止血液回流,恰好使针头部位血流充盈,更有利于取血。

(一)操作方法

(1)选择手腕、手背、足腕、足背或身体其他部位充盈好的小静脉。

(2)常规消毒,可以不扎止血带。

(3)根据取血量选用适宜的一次性注射器和针头。

(4)针头指向远心端,逆行穿刺,针头刺入小静脉管腔3～5 mm处,固定针管,轻拉针栓即有血液进入针管。

(5)采足需要血量后,拔出针头,用消毒干棉签按压穿刺部位。

(二)注意事项

(1)尽可能选择充盈好的小静脉。

(2)可通过按压小静脉两端仔细鉴别血液流向。

(3)注射器不能漏气。

(4)固定针管要牢,拉动针栓要轻,动作不可过大。

(5)本方法特别适用于肥胖者及婴幼儿的静脉取血。

三、细小静脉直接滴入采血法

在临床护理中,对一些慢性病患者,特别是消耗性疾病的患者进行常规静脉抽血采集血样标本时,常因针管漏气、小静脉管腔等原因导致标本溶血、抽血不成功,给护理工作带来很大麻烦。细小静脉直接滴入采血法,不仅能减轻患者的痛苦,而且还能为临床提供准确的检验数据。

(一)操作方法

(1)选择手指背静脉、足趾背浅静脉、掌侧指间小静脉。

(2)常规消毒:在所选用的细小静脉旁或上方缓慢进针,见回血后立即用胶布将针栓固定,暂不松开止血带。

(3)去掉与针栓相接的注射器,将试管接于针栓下方约 1 cm 处,利用止血带的阻力和静脉本身的压力使血液自行沿试管壁缓缓滴入至所需血量为止。

(4)为防止凝血,可边接边轻轻旋转试管,使抗凝剂和血液充分混匀。

(5)操作完毕,松开止血带,迅速拔出针头,用消毒干棉签压住穿刺点。

(二)注意事项

(1)选血管时,不要过分拍挤静脉或扎止血带过久,以免造成局部淤血和缺氧,使血液成分遭破坏而致溶血。

(2)进针的深浅要适宜,见回血后不要再进针。

(3)固定头皮针时,动作要轻柔,嘱患者不要活动,以达到滴血通畅。

(4)此方法适用于急性和慢性白血病、肾病综合征、消化道癌症等患者。

四、新生儿后囟采血法

在临床护理中,给新生儿特别是早产儿抽血采集血样标本时,常因血管细小,管腔内血液含量相对较少而造成操作失败,以致延误诊断和抢救时机。后囟采血法是将新生儿或 2~3 个月未闭合的后囟作为采集血样标本的部位,这种方法操作简便、成功率高、安全可靠。

(一)操作方法

(1)穿刺部位在后囟中央点,此处为窦汇,是头颈部较大的静脉腔隙。

(2)患儿右侧卧位,面向操作者,右耳下方稍垫高,助手固定患儿的头及肩部。

(3)将后囟毛发剃净,面积为 5~8 cm²,用 2.5%碘酒消毒皮肤,75%乙醇脱碘。用同样的方法消毒操作者的左手示指,并在后囟中央点固定皮肤。

(4)右手持注射器,中指固定针栓,针头斜面向上,手及腕部紧靠患儿头部(作为固定支点),针头向患儿口鼻方向由后囟中央点垂直刺入,进针约 0.5 cm,略有落空感后松开左手,试抽注射器活塞见回血,抽取所需血量后拔针,用消毒干棉签按压 3~5 分钟,不出血即可。

(二)注意事项

(1)严格执行无菌操作,消毒皮肤范围应广泛,避免细菌进入血液循环及颅内引起感染。

（2）对严重呼吸衰竭,有出血倾向,特别是颅内出血的患儿禁用此方法。

（3）进针时右手及胸部应紧靠患儿头部以固定针头,避免用力过度进针太深而刺伤脑组织。

（4）进针后抽不到回血时,可将针头稍进或稍退,也可将针头退至皮下稍移位后再刺入,切忌针头反复穿刺,以防感染或损伤脑组织。

（5）操作过程中,严密观察患儿的面色、呼吸,如有变化应立即停止操作。

五、脐带血采集方法

人类脐带血中含有丰富的造血细胞,具有不同于骨髓及外周血的许多特点,这种通常被废弃的血源,可提供相当数量的造血细胞,用于造血细胞移植。脐带血还可提供免疫球蛋白,提高机体免疫力,因而近年来,脐带血已开始应用于临床并显示出广泛的应用前景。

（一）操作方法

（1）在胎儿着冠前,按无菌操作规程的要求准备好血袋和回输器,同时做好采血的消毒准备。

（2）选择最佳采集时间,在避免胎儿窘迫的前提下,缩短第二产程时间,胎盘剥离之前是理想的采集时机。

（3）胎儿娩出后立即用碘酒、酒精消毒脐轮端以上脐带约 10 cm,然后用两把止血钳夹住脐带,其中一把止血钳用钳带圈套好,距脐轮 1 cm 处夹住脐带,另一把止血钳与此相距 2 cm,并立即用脐带剪断脐。

（4）迅速选择母体端脐带血管暴起处作为穿刺部位,采集适量脐带血后,再用常规消毒方法严格消毒回输器与血袋连接处,立即封口形成无菌血袋。

（5）采集后留好血交叉标本,立即送检、储存,冷藏温度为零下 4 ℃,保存期为 10 天。

（二）注意事项

（1）采集的对象应是各项检验和检查指标均在正常范围的产妇。

（2）凡患有甲肝、乙肝、丙肝者,不得采集。羊水Ⅲ度污染及羊水中有胎粪者,脐带被胎粪污染者不采集。早产、胎盘早剥、前置胎盘、孕妇贫血或娩出呼吸窘迫新生儿的产妇不采集。

（3）脐带血的采集,应选择素质好、责任心强、操作技术熟练的护士专人负责,未经培训者不得上岗。

(4)严格把好使用关：脐带血收集后，须由检验科鉴定脐带血型。使用时须与受血者做交叉配血试验，血型相同者方可使用。

第二节 注 射 方 法

一、Z 型肌内注射法

各种药物进行肌内注射时，都可采用 Z 型注射法。此法简便易行，可减少患者注射时的疼痛，特别是可显著减轻其注射后的疼痛，尤其适用于需长时间接受肌内注射者。

(一)操作方法

(1)常规吸药后更换一个无菌针头。

(2)选取注射部位，常规消毒皮肤，用左手将注射部位皮肤、皮下组织向一侧牵拉或向下牵拉，用左手拇指和示指拔掉针头帽，其余各指继续牵拉皮肤。

(3)右手将注射器内的空气排尽后，刺入注射部位，抽吸无回血后注入药液，注射完毕立即拔针，放松皮肤，使得药液封闭在肌肉组织内。

(二)注意事项

(1)如注射右旋糖酐铁时，注药完毕后需停留 10 秒后拔出针头，放松皮肤及皮下组织。

(2)禁止按摩注射部位，以免药物进入皮下组织，产生刺激而引起疼痛。

二、水肿患者的静脉穿刺方法

临床工作中，水肿患者由于有明显的水肿，肢体肿胀，看不到也触不到静脉血管，患者需要静脉注射或滴注治疗时，就会遇到困难，现介绍一种简便方法。

用两条止血带，上下相距约 15 cm，捆扎患者的肢体，肢体远端最好选用较宽的止血带，捆扎在患者的腕部、肘部或踝部。捆扎 1 分钟后，松开下面一条止血带，便可在此部位看到靛蓝色的静脉，行静脉穿刺。

该方法也适用于因肥胖而难以进行静脉穿刺的患者。

三、小静脉穿刺新方法

患者因长期输液或输入各种抗癌药物，血管壁弹性越来越差，血管充盈不良,给静脉穿刺带来很大困难。此时如能有效利用小静脉,既可减轻患者的痛苦,又能使较大血管壁弹性逐渐恢复。

其方法是用消毒干棉签蘸1‰硝酸甘油均匀涂在患者手背上,然后用湿热的小毛巾置于输液部位3分钟左右,浅表小静脉迅速充盈,此时可进行静脉穿刺。因湿热毛巾外敷促使血管扩张,并可增加硝酸甘油的渗透作用,而硝酸甘油具有扩张局部静脉的作用。

此方法适用于慢性衰竭及末梢循环不良的患者,静脉不清晰的小儿患者,长期静脉输液或输入刺激性药物后血管硬化患者,休克患者,术前需紧急输入液体但静脉穿刺困难而局部热敷按摩无效的患者。

四、氦氖激光静脉穿刺新方法

氦氖激光治疗仪是采用特定波长的激光束,通过光导纤维置入人体血管内,对血液进行净化照射的仪器。氦氖激光在治疗时是通过静脉穿刺来完成的。如采用激光套管针进行静脉穿刺,易造成穿刺失败,而改用9号头皮针进行静脉穿刺,取代套管针,不仅节省原材料,还能减轻患者的痛苦。

(一)操作方法

(1)首先接通电源,打开机器开关,根据需要调节功率,一般在$1.5\sim2.2$ mV,每次照射$60\sim90$分钟。

(2)将激光针用2%戊二醛溶液浸泡30分钟后取出,用0.1%肝素盐水冲洗,以免戊二醛溶液损伤组织细胞。

(3)将9号头皮针末端硅胶管部分拔掉,留下带有约1 cm长塑料部分的针头。将激光针插入头皮针腔内,安置于纤维管前端的针柄上,拧紧螺帽。

(4)选择较粗直的肘正中静脉、头静脉、手背静脉或大隐静脉,将脉枕放在穿刺部位下,于穿刺点上方约6 cm处,扎紧止血带。

(5)常规消毒,针尖斜面向上,使穿刺针与皮肤成15°角,刺入皮下,再沿静脉走向潜行刺入静脉,将激光针稍向外拉,见头皮针末端的塑料腔内有回血后,再轻轻送回原处。

(6)松止血带,用胶布固定,将复位键打开使定时键为0,并计时。

(二)注意事项

(1)每次治疗应随时观察病情变化,如患者出现兴奋、烦躁不安、心慌等可适当调节输出功率,缩短照射时间。

(2)为防止突然断电不能准确计时,应采用定时键与其他计时器同时计时。

(3)治疗结束后关闭电源,将头皮针和激光针一起拔出。将激光针用清水清洗干净后,浸泡于2%戊二醛溶液中待用。

五、冷光乳腺检查仪用于小儿静脉穿刺

小儿静脉穿刺一直沿用着凭肉眼及手感来寻找静脉的方法。由于小儿皮下脂肪厚,皮下静脉细小,尤其伴有肥胖、水肿、脱水时常给静脉穿刺带来困难。冷光乳腺检查仪不仅能把乳腺肿物的大小、透光度显示出来,还能清晰地显示出皮下静脉的分布走行。应用冷光乳腺检查仪,可大大加快寻找静脉的速度,尤其能将肉眼看不到、手摸不清的静脉清晰地显示出来,提高了穿刺成功率。特别是为危重患儿赢得了抢救时间,提高了护士的工作效率,可减轻患儿不必要的痛苦,取得患儿家属的信任和支持。

(一)操作方法

1.四肢静脉的选择

按常规选择好穿刺部位,以手背静脉为例,操作者左手固定患儿手部,右手将冷光乳腺检查仪探头垂直置于患儿掌心,让光束透射手掌,推动探头手柄上的滑动开关,调节光的强度,便可把手背部静脉清晰地显示出来,选择较大的静脉行常规消毒穿刺。

2.头皮静脉的选择

按常用穿刺部位,以颞静脉为例,首先在颞部备皮,操作者以左手固定患儿头部,右手将探头垂直抵于颞部皮肤,移动探头并调节光的强度,可在探头周围形成的透射区内寻找较粗大的静脉,行常规消毒穿刺。

(二)注意事项

(1)调节光的强度应由弱到强,直到显示清晰。

(2)四肢静脉以手背静脉、足背静脉效果为佳。

六、普通头皮针直接锁骨下静脉穿刺法

在临床危重患者的抢救中,静脉给药是抢救成功的最可靠的保证,特别是危重婴幼儿。静脉通道能否尽快建立,成为抢救成功与否的关键。对于浅表静脉穿刺特别困难者,以往大多采用传统的静脉切开法或较为先进的锁骨下静脉穿刺法,但这两种方法难度较高,且又多用于成年患者,用普通头皮针直接锁骨下静脉穿刺,便可以解决这一难题。

(一)操作方法

1.定位

(1)体位:患者取仰卧位,枕垫于肩下,使颈部充分暴露。

(2)定点:取锁骨的肩峰端与胸锁关节连线的内1/3作为进针点。

(3)定向:取胸骨上端与喉结连线的1/2处与进针点连线,此线为进针方向。

2.进针

将穿刺部位做常规消毒,在定点上沿锁骨下缘进针,针尖朝进针方向,进针深度视患儿年龄的大小、体质的胖瘦而定,一般为2.0～2.5 cm,见回血后再继续进针2～3 mm即可。

3.固定

针进入血管后保持45°角左右的斜度立于皮肤上,所以固定前应先在针柄下方垫少许棉球,再将胶布交叉贴于针柄及皮肤上,以防针头左右摆动。将部分输液管固定在皮肤上,以防牵拉输液管时引起针头移位或脱落。

(二)注意事项

(1)输液期间尽量减少活动,若行检查、治疗及护理时应注意保护穿刺部位。

(2)经常检查穿刺部位是否漏液,特别是穿刺初期,按压穿刺部位周围有无皮下气肿及血肿。

(3)在排除原发性疾病引起的呼吸改变后,应注意观察患儿的呼吸频率、节律是否有改变,口唇是否有发绀现象。因锁骨下静脉的后壁与胸膜之间的距离仅为5～7 mm,所以应预防针尖透过血管,穿破胸膜,造成血胸、气胸。

(4)拔针时,用无菌棉球用力按压局部3～5分钟,以免因局部渗血而形成皮下血肿,影响患儿的呼吸及再次注射。若需保留针头,其方法与常规浅表静脉穿刺保留法相同。

七、高压氧舱内静脉输液法

高压氧舱内静脉输液必须保持输液瓶内外压力一致,如果产生压差,则会出现气体、液体均流向低压区,而发生气体、液体外溢等严重后果。若将密闭式输液的通气方向改变,则能较好地解决高压氧舱内静脉输液的排气,保持气体通畅,使输液瓶内与舱内压力一致,从而避免压差现象。

(一)操作方法

(1)患者静脉输液时,全部使用塑料瓶装,容量为500 mL的静脉用液体。

（2）取一次性输液器，按常规操作为患者静脉输液，操作完毕，将输液瓶倒挂于输液架。

（3）用碘酒消毒输液瓶的底部或侧面（距液面 5 cm 以上）。

（4）将密闭式输液瓶的通气针头从下面的瓶口处拔出，迅速插入输液瓶底部或侧面已消毒好的部位，使通气针头从瓶口移至瓶底，改变原来的通气方向。

（5）调节墨菲滴管内液面至 1/2 高度，全部操作完成，此时患者方可进入高压氧舱接受治疗。

（二）注意事项

（1）舱内禁止使用玻璃装密闭式静脉输液。

（2）使用三通式静脉输液器时，需关闭通气孔，按上述操作方法，在瓶底或瓶侧插入一个 18 号粗针头即可。

（3）使用软塑料袋装静脉输液时，需夹闭通气孔，按上述操作方法，在塑料袋顶端刺入一个 18 号粗针头即可。

八、静脉穿刺后新型拔针法

在临床中静脉穿刺拔针时，通常采用"用干消毒棉签按压穿刺点，迅速拔出针头"的方法（下称旧法），运用此法操作，患者的血管损伤和疼痛明显。如果将操作顺序调换为"迅速拔出针头，立即用消毒干棉签按压穿刺点"（下称新法），可使患者的血管损伤和疼痛大为减轻。

经病理学研究和临床试验观察，由于旧法拔针是先用消毒干棉签按压穿刺点，后迅速拔出针头，锋利的针刃是在压力作用下退出血管，这样针刃势必会对血管造成机械性的切割损伤，致血管壁受损甚至破裂。在这种伤害性刺激作用下，可释放某些致痛物质并作用于血管壁上的神经末梢而产生痛觉冲动。由于血管受损，红细胞及其他血浆成分漏出管周，故出现管周淤血。由于血管内皮损伤，胶原暴露，继发血栓形成和血栓机化而阻塞管腔。由于血管壁损伤液体及细胞漏出，引起管周大量结缔组织增生，致使管壁增厚变硬，管腔缩小或闭塞，引起较严重的病理变化。

新法拔针是先拔出针头，再立即用消毒干棉签按压穿刺点。针头在没有压力的情况下退出管腔，因而减轻甚至去除了针刃对血管造成的机械性切割损伤，各种病理变化均较旧法拔针轻微。

九、动脉穿刺点压迫止血新方法

目前，介入性检查及治疗已广泛地应用于临床，术后并发皮下血肿者时有发生,尤以动脉穿刺后多见。其原因主要是压迫止血方法不当,又无直观的效果判断指标。如果采用压迫止血新方法,可有效地预防该并发症的发生。

其方法是,当动脉导管及其鞘拔出后,立即以左手示、中二指并拢重压皮肤穿刺口靠近近心端 2 cm 左右处,即动脉穿刺口处,保持皮肤穿刺口的开放,使皮下积血能及时排出,用无菌纱布及时擦拭皮肤穿刺口的出血,以防凝血块形成而过早被堵住。同时调整指压力量,直至皮肤穿刺口无持续性出血则证明指压有效,继续压迫 15～20 分钟,先抬起两指少许,观察皮肤穿刺口无出血可终止压迫,再以弹性绷带加压包扎。

十、动、静脉留置针输液法

动、静脉留置针输液是近几年兴起的一种新的输液方法。它可选择的血管广泛,不易刺破血管而形成血肿,能多次使用同一血管,维持输液时间长,短时间内可输入大量液体,是烧伤休克期、烧伤手术期及术后维持输液的理想方法。

(一)操作方法

1.血管及留置针的选择

应选择较粗且较直的血管。血管的直径在 1 cm 左右,前端有一定弯曲者也可。一般选择股静脉、颈外静脉、头静脉、肘正中静脉、前臂浅表静脉、大隐静脉,也可选择颞浅静脉、头正中静脉、手背静脉等。留置针的选择按血管粗细、长度而定。股静脉选择 16 G 留置针,颈外静脉、头静脉、肘正中静脉、前臂浅表静脉、大隐静脉可选用 14～20 G 留置针,其他部位宜选用 18～24 G 留置针。

2.穿刺方法

进针部位用 1%普鲁卡因或 0.2 mL 利多卡因行局部浸润麻醉,约 30 秒后进针,进针方法同一般静脉穿刺,回血后将留置针外管沿血管方向推进,外留 0.5～2.0 cm。左手按压留置针管尖部上方血管,以免出血或空气进入,退出针芯,接通输液。股静脉穿刺在腹股沟韧带股动脉内侧采用 45°角斜刺进针,见回血后同上述穿刺方法输液,但股静脉穿刺因其选择针体较长,操作时应戴无菌手套。

3.固定方法

(1)用 5 cm×10 cm 的一次性透明粘胶纸贴于穿刺部位,以固定针体及保护针眼。此法固定牢固、简便,且粘胶纸有一定的伸缩性,用于正常皮肤关节部位的输液,效果较好。

(2)缝合固定:将留置针缝合于局部皮肤上,针眼处用棉球加以保护,此方法多用于通过创面穿刺的针体固定或躁动不安的患者。

(3)采用普通医用胶布,同一般静脉输液,多用于前臂、手背等处的小静脉。

(二)注意事项

(1)行股静脉穿刺输液时应注意以下几点:①因股静脉所处部位较隐蔽,输液过程中要注意观察局部有无肿胀,防止留置针管脱出致液体输入皮下。②因血管粗大,输液速度很快,应防止输液过快或液体走空而发生肺水肿或空气栓塞。③若回血凝固,管道内所形成的血凝块较大,应用 5～10 mL 的无菌注射器接于留置针局部将血凝块抽出,回血通畅后接通输液。若抽吸不出,应拔除留置针,避免加压冲洗管道,防止血凝块脱落导致血栓栓塞。④连续输液期间,每天应更换输液器 1 次,针眼周围皮肤每天用碘酒、酒精消毒后,再盖以酒精棉球和无菌纱布予以保护。

(2)通过创面穿刺者,针眼局部每天用 0.2%氯己定液清洗 2 次,用油纱布及无菌纱布覆盖保护。若局部为焦痂,每天可用 2%碘酒涂擦 3～4 次,针眼处用碘酒棉球及无菌纱布保护。

(3)前端血管发红或局部液体外渗肿胀者应立即予以拔除。

(4)留置针管同硅胶导管,其尖端易形成血栓,为侵入的细菌提供繁殖条件,故一般保留 3～7 天。若行痂下静脉穿刺输液,保留时间不超过 3 天。

十一、骨髓内输注技术

骨髓内输注是目前欧美一些国家小儿急救的一项常规技术。小儿急救时,常因中央静脉插管困难及静脉切开浪费时间,休克导致外周血管塌陷等原因而无法建立静脉通道,采用骨髓内输注进行急救。因长骨有丰富的血管网,髓内静脉系统较为完善,髓腔由海绵状的静脉窦隙网组成,髓窦的血液经中央静脉管回流入全身循环。若将髓腔视为坚硬的静脉通道,即使在严重休克时或心脏停搏时也不塌陷。当然,骨髓内输注技术并不能完全取代血管内输注,其只不过为血管内输注技术中一项有效的补充替代方法,仅局限于急救治疗中静脉通路建立失败而且适时建立通路可以明显改善预后的患者。

(一)适应证和禁忌证

心脏停搏、休克、广泛性烧伤、严重创伤及危及生命的癫痫持续状态的患者,可选择骨髓内输注技术。骨硬化症、骨发育不良症、同侧肢体骨折的患者,不宜采用此技术。若穿刺部位出现蜂窝织炎、烧伤感染或皮肤严重撕脱则应另选它处。

（二）操作方法

（1）骨髓穿刺针的选择：骨髓内输注穿刺针采用骨髓穿刺针、15～18 号伊利诺斯骨髓穿刺针或 Sur-Fast（美国产）骨髓穿刺针。18～20 号骨髓穿刺针适用于18 个月以下的婴幼儿，稍大一些的小儿可采用 13～16 号针。

（2）穿刺部位的选择：最常用的穿刺部位是股骨远端和胫骨远、近端，多数首选胫骨近端，因其有较宽的平面，软组织少，骨性标志明显，但 6 岁以上小儿或成人常因该部位厚、硬，穿刺难而选择胫骨远端。胫骨近端为胫骨粗隆至胫骨内侧中点下方 1～3 cm 处，胫骨远端为胫骨内侧内踝与胫骨干交界处，股骨远端为外踝上方 2～3 cm 处。

（3）穿刺部位要进行常规消毒，固定皮肤，将穿刺针旋转钻入骨内，穿过皮质后，有落空感即进入了髓腔。确定针入髓腔的方法：接注射器抽吸有骨髓或缓慢注入 2～3 mL 无菌盐水，若有明显阻力则表示针未穿过皮质或进入对侧皮质。

（4）针入髓腔后，先以肝素盐水冲洗针，以免堵塞，然后接输液装置。

（5）输注速度：液体从髓腔给药的速度应少于静脉给药。内踝部常压下13 号针头输注速度为10 mL/min，加压 40 kPa 为 41 mL/min。胫骨近端输注速度为 1 130 mL/h，加压情况下可达常压的 2～3 倍。

（6）待建立血管通路后，及时中断骨髓内输注，拔针后穿刺部位以无菌纱布及绷带加压压迫 5 分钟。

（三）注意事项

（1）操作过程应严格无菌，且骨髓输注留置时间不宜超过 24 小时，尽快建立血管通路后，应及时中断骨髓内输注，以防骨髓炎发生。

（2）为预防穿刺部位渗漏，应选择好穿刺部位，避开骨折部位，减少穿刺次数。确定好针头位于髓腔内，必要时可摄片。为防止针移位，应固定肢体，减少搬动。定时观察远端血供及软组织情况。

（3）婴幼儿穿刺时，若采用大号穿刺针，穿刺点偏向胫骨干，易引起医源性胫骨骨折。因此，应选择合适的穿刺针，胫骨近端应选在胫骨粗隆水平或略远一点为宜。

第三节 输血技术

一、成功输血 12 个步骤

(1)获取患者输血史。

(2)选择大口径针头的输血器,同时选择大静脉,保证输血速度,防止溶血。输血、输液可在不同部位同时进行。

(3)选择合适的过滤网:170 μm 网眼口径的过滤网可去除血液中肉眼可见的碎屑和小凝块。20～40 μm 网眼口径的过滤网可过滤出更小的杂质和血凝块,此过滤网仅用于心肺分流术患者,而不用于常规输血。

(4)输血时最好使用 T 型管,特别是在输入大量血液时,更应采用 T 型管。这既容易又安全地输入血制品,减少微生物进入管道的机会。

(5)做好输血准备后再到血库取血。

(6)做好核对工作,认真核对献血者和受血者的姓名、血型和交叉配血试验结果。

(7)观察生命体征:在输血后的 15 分钟内应多注意观察患者有无异常症状,有无输血反应。

(8)输血前后输少量 0.9％NaCl。

(9)缓慢输血:第一个 5 分钟的速度不超过 2 mL/min,如果此期间出现输血反应,应立即停止输血。

(10)保持输血速度:如果输血速度减慢,可提高压力,最简单的方法是将血袋轻轻用手翻转数次或将压力袖带系在血袋上(勿使用血压计袖带)。若采用中心静脉导管输血,需将血液加温至 37 ℃以下,防止输入大量冷血引起心律失常。

(11)密切监测整个输血过程。

(12)完成必要的护理记录。

二、成分输血

成分输血是通过血细胞分离和将血液中各有效成分进行分离,加工成高浓度、高纯度的各种血液制品,然后根据患者病情需要有针对性地输注,以达到治疗目的。它具有疗效高,输血反应少,一血多用和节约血源等优点。

(1)浓集细胞:新鲜全血经离心或沉淀后移去血浆所得。红细胞浓度高,血浆蛋白少,可减少血浆内抗体引起的发热、变态反应。适用于携氧功能缺陷和血容量正常或接近正常的慢性贫血。

(2)洗涤红细胞:浓集红细胞经 0.9％NaCl 洗涤数次,加 0.9％NaCl 或羟乙基淀粉制成。去除血浆中及红细胞表面吸附的抗体和补体、白细胞及红细胞的代谢产物等。适用于免疫性溶血性贫血、阵发性血红蛋白尿等,以及发生过原因不明的变态反应或发热者。

(3)红细胞悬液:提取血浆后的红细胞加入等量红细胞保养液制成的悬液,可以保持红细胞的生理功能。适用于中、小型手术,战地急救等。

(4)冰冻红细胞:IgA 缺陷而血浆中存有抗 IgA 抗体的患者,输注冰冻红细胞反应率较低。

(5)白细胞悬液:新鲜全血经离心后取其膜层的白细胞,或用尼龙过滤吸附器而取得。适用于各种原因引起的粒细胞缺乏($<0.5×10^9$/L)伴严重感染的患者(抗生素治疗在 48 小时内无反应的患者)。

(6)血小板悬液:从已采集的全血中离心所得,或用连续和间断血液细胞分离机从供血者中获取。适用于血小板计数减少或功能障碍所致的严重自发性出血患者。

(7)新鲜或冰冻血浆:含有正常血浆中所有凝血因子。适用于血浆蛋白及凝血因子减少的患者。

三、自体输血法

自体输血法是指采集患者体内血或回收自体失血,再回输给同一患者的方法。开展自体输血将有利于开拓血源,减少储存血量,并且有效地预防输血感染和并发症(如肝炎、艾滋病)的发生。自体输血分为预存和术中自体输血两种方法。

(一)预存自体输血

预存自体输血即在输血前数周分期采血,逐次增加采血量,将前次采血输回患者体内,最后采集的储备血于术中或术后使用。预存自体血的采集与一般供血采集法相同。

(二)术中自体输血

对手术过程中出血量较多者,如宫外孕、脾切除等手术,应事先做好准备,进行自体血采集和输入。

1.操作方法

(1)将经高压灭菌后的电动吸引器装置 1 套(按医嘱在负压吸引瓶内加入抗凝剂和抗生素),乳胶管(硅胶管)2 根,玻璃或金属吸引头 1 根,闭式引流装置 1 套及剪有侧孔的 14 号导尿管,无菌注射器,针头和试管备好。

(2)连接全套吸引装置,在负压瓶内加入抗凝剂,一般每 100 mL 血液加入 10～20 mL 抗凝剂。

(3)术中切开患者腹腔后立即用吸引头吸引,将血液引流至负压瓶内,边吸边摇瓶,使血液与抗凝剂充分混匀。如收集胸血时,将插入胸腔的导管连接无菌闭式引流装置,在水封瓶内加入抗凝剂。

(4)收集的自体血经 4～6 层无菌纱布过滤及肉眼观察无凝血块后,即可回输给患者。

2.注意事项

(1)用电动吸引器收集自体血时,负压吸引力不宜超过13.3 kPa,以免红细胞破裂。

(2)收集脾血时,脾蒂血管内的血液可自然流入引流瓶内,切忌挤压脾脏而引起溶血。

(3)回输自体血中的凝血因子和血小板已被耗损,可引起患者凝血功能的改变,故输血以后需要密切观察有无鼻出血、伤口渗血和血性引流液等出血症状,并做好应急准备。

(4)如果收集的自体血量多,可用 500 mL 0.9％NaCl 输液空瓶收集保存。

四、血压计袖带加压输血法

危重或急诊患者手术时,常常需要大量快速输血,由于库存血温度低,血管受到刺激容易发生痉挛,影响输血速度。其次,一次性输血器管径小、弹性差,应用手摇式和电动式加压输血器效果也不理想。如采用血压计袖带加压输血,既方便经济,效果又好。

其方法是输血时,应用一次性输血器,固定好穿刺部位,针头处衔接严密,防止加压输血时脱落。输血前将血压计袖带稍用力横向全部缠绕于血袋上,末端用胶布固定,再用一个长胶布将血压计袖带与血袋纵向缠绕一圈,粘贴妥当。袖带连接血压计的胶管用止血钳夹紧,然后将血袋连接一次性输血器,悬挂在输液架上,经输气球注气入袖带,即可产生压力,挤压血袋,加快输血速度。注入袖带内的气体量和压力根据输血滴速要求而定,袖带内注入 300 mL 气体时,压力可

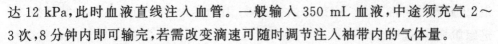

达 12 kPa,此时血液直线注入血管。一般输入 350 mL 血液,中途须充气 2～3 次,8 分钟内即可输完,若需改变滴速可随时调节注入袖带内的气体量。

此方法为一般输血速度的 3.0～3.5 倍,红细胞不易被破坏,从而减少输血反应,还可随意调节滴速。

第四节　静脉输液并发症的处理

一、静脉输液肢体疼痛速效止痛法

患者在输液过程中,常因静脉输入刺激性较大或浓度较高的药物而引起输液肢体及局部胀、痛、疲乏等,采用对侧穴位按压法,是解除患者疼痛的较好护理方法。

(一)方法

患者上肢静脉输液感到局部胀、痛、疲乏时,按压患者对侧上肢的合谷或内关穴,以患者感到酸、麻、痛为止,可缓解患者静脉输液肢体局部的胀、痛、疲乏感。如患者下肢静脉输液出现此症状时,按压对侧足三里或三阴交穴,可收到同样效果。

(二)机制

依据针灸"同经相应交叉"取穴法,按压输液肢体对侧穴位,破坏了输液肢体因药物或输液刺激引起大脑皮质兴奋的作用而达到治疗效果。此方法简便易行、见效迅速,较减慢速度和局部热敷等方法止痛效果好。

二、静脉滴注甘露醇外渗的处理方法

静脉滴注甘露醇时发生血管外漏,是护理工作中比较棘手的问题。由于甘露醇为高渗溶液,一旦外漏进入皮下组织,不易被组织所吸收并损伤组织,同时提高了组织液的压力,造成渗透压梯度的反差,促使更多的液体渗透到组织中,加重了皮肤组织的损伤,而出现局部刺痛、皮下组织坏死等不良后果。

(一)烫伤膏外涂法

一旦发现甘露醇溶液外漏进入皮下组织,应立即停止输液,用烫伤膏外涂肿胀部位,用量多少取决于受损皮肤范围,以不干燥为宜。暴露局部,直至肿胀消

退、皮肤恢复正常为止。应禁止局部热敷,因为热敷可使局部组织温度升高,促进组织坏死,同时血管扩张,水肿加重。另外,甘露醇外漏后应尽早用烫伤膏外涂局部。如果出现水疱、发绀,再涂烫伤膏效果不佳。此方法适用于甘露醇少量外漏,皮下肿胀较轻者。

(二)中药涂膜法

1.药方配制

将丹参、紫荆皮、乳香、没药、降香、白及、儿茶、大黄等中药洗净,烘干粉碎,以70%乙醇为溶剂,按酊剂浸渍法制备。第1次浸渍20天;第2次浸渍14天,合并浸出液,过滤,回收乙醇。滤液加入冰片、甘油、阿佐恩、PVA-124,搅匀,调节pH,分装外用。

2.方法

消毒干棉签浸取药液后均匀涂擦于肿痛、淤血的皮肤,待干燥成膜。3~4次/天,肿痛、淤血严重者,可酌加涂药次数。

(三)刺皮减压法

在剧烈肿胀肢体的局部涂3%的碘酒消毒,75%乙醇脱碘干燥后,用无菌注射器针头在肿胀中心部位(避开皮下静脉血管部位)均匀刺数针,刺破皮肤,然后用无菌大纱布加压包扎3~5层,使大量的皮下渗出液排出。如纱布被浸湿可再更换,从而使肿胀的肢体很快恢复正常。但注意消肿后刺破的皮肤局部应保持清洁干燥,避免感染发生。此方法仅限于严重肿胀的紧急情况,机体免疫力低下和肢体局部感染者禁用。

三、静脉穿刺穿破血管后的补救方法

静脉输液是临床常用的重要治疗手段之一。在静脉穿刺时,如果血管扎穿后则需采用指压扎穿部位法止血进行补救,确保穿刺一次完成,以提高静脉穿刺的成功率。

静脉穿刺后,自我感觉扎穿或穿刺后无回血,往外撤针头时才有回血,就判断为扎穿血管。此时,将针头缓慢往外撤,当有血时停止,立即用左手拇指或无名指按在扎穿的部位,同时打开止血带,用一条胶布固定针柄。先以手指重压1秒左右,然后打开输液调节器,手指轻按,以液体能缓慢通过为准(见墨菲滴管有滴入),观察有无外渗,1分钟左右无外渗将手指抬起,用胶布将针头固定好,调节滴数为60~70滴/分,如果需加快滴速,10~20分钟后即可放快。

此方法特别适用于婴幼儿、老年人和不好找血管的患者。

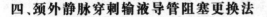

四、颈外静脉穿刺输液导管阻塞更换法

颈外静脉穿刺输液适用于长期输液、周围静脉不易穿刺的患者,周围循环衰竭的危重患者。颈外静脉穿刺输液导管阻塞多因护理不周所致,如导管折叠或经导管抽血、输血而未及时用 0.9％NaCl 冲洗以致形成血栓。导管阻塞后,传统的方法是拔除阻塞导管,采用更换导管法,此方法无须穿刺就可免除疼痛,效果很好。

(一)操作方法

(1)患者去枕平卧,肩下可垫枕头,头偏向对侧。

(2)严格执行无菌操作。常规消毒导管周围皮肤,在阻塞导管末端接 5 mL 注射器,戴无菌手套,边抽吸边拔管,弃之于弯盘中。

(3)常规消毒穿刺口及周围皮肤,更换无菌手套,铺孔巾,用抽取了 0.9％NaCl 的注射器检查灭菌导管是否通畅。

(4)右手用镊子快速将无菌导管沿穿刺口插入至所需长度后回抽注射器,见回血注入 0.9％NaCl 封管或接输液橡胶管输液。妥善固定导管,原穿刺口经用苯扎氯铵消毒后,覆盖无菌纱布。

(二)注意事项

(1)此方法适用于已行颈外静脉穿刺置管 10～14 天后发生导管阻塞且局部无可疑感染的患者。

(2)长期置管者,每周常规做穿刺口分泌物的细菌培养 1 次,每天用苯扎氯铵消毒穿刺口及周围皮肤,禁用碘酒或酒精,以防导管脆化折断。

(3)输液过程中严格无菌操作,以防感染及并发症发生。

(4)不宜从导管内抽血、输血。若抢救患者急需输血时,待输血完毕立即用 0.9％NaCl 将管腔冲洗干净,封管时加入适量肝素以防血栓形成。

(5)拔管时,导管末端接注射器,边抽吸边拔管,防止残留小血块进入血液,造成血栓。

五、长期静脉内置留置针、导管并发症及对策

(一)常见并发症

1.凝血

静脉内留置各类导管,形成血管异物,因而局部易形成血液凝集块造成静脉闭塞而出现末梢水肿、静脉炎等症状。其预防的主要手段是要选择不易致局部

凝血的导管和留置针。随着医疗材料和科学技术的发展,目前的聚氨甲酸乙酯等材料就具有不易致血栓形成的特点。

2.感染

在血管内留置导管易导致细菌感染,严重时可引起菌血症。造成这一并发症的主要原因是在导管插入或静脉穿刺操作过程中,特别是在连接输液管、三通管等无菌操作不严格的情况下。

3.导管栓塞

导管腔内形成凝血块造成输入液体不畅。

4.固定脱落

长期插入导管的患者,由于局部皮肤的坏死等原因使缝合固定线松动、脱落,失去对导管的固定力,易造成留置针和导管的自由拔出。

(二)并发症主要症状及对策

1.导管所致的感染、菌血症及对策

(1)症状:突然高热达 39~40 ℃,寒战,恶寒。

(2)对策:①在操作中严格执行无菌操作的原则。②长期置入导管,疑有导管感染时,拔出导管用无菌剪刀剪下尖端部做细菌培养。③从末梢血管开始输液治疗。④头部、腋窝等部位冷敷,严密观察体温、脉搏、血压等全身状况。

2.静脉血栓、静脉炎症及对策

(1)症状:穿刺侧上、下肢水肿,沿静脉走行疼痛,局部发红、发热。

(2)对策:①要选择合适的高质量的导管或留置针材料。②留置时间不可过长。③中心静脉导管插入时尽可能避免输入高渗液。④遵医嘱拔除导管。⑤拔除导管后抬高患肢,局部冷、湿敷。

3.导管脱出或局部渗液及对策

(1)症状:液体从穿刺部漏出,穿刺部位出血,滴注速度缓慢;深静脉锁骨下静脉穿刺时,液体外漏进入纵隔内,出现呼吸困难、胸痛、血压低、脉频。

(2)对策:①打开穿刺部位,观察固定是否脱落。②遵医嘱拔管。③终止滴注,行胸部 X 线检查。

4.导管误插及对策

(1)症状:导管插入部开始疼痛,特别是静脉液体滴入时疼痛加剧。

(2)对策:①行 X 线透视检查。②遵医嘱拔出导管,重新穿刺。

第五节　用药护理

一、常用抗生素静脉给药护理

抗生素静脉给药是临床常用的治疗方法。静脉给药时溶媒的选择和溶解方法、溶液保存条件、抗生素和其他药物的配伍都直接影响治疗效果。

(一)常用溶媒的 pH

溶媒(溶液)的 pH 决定着溶液可否作为某种抗生素的溶媒或稀释液。

(1)0.9％NaCl 注射液 pH 为 4.5～7.0。

(2)5％～10％葡萄糖注射液 pH 为 3.2～3.5。

(3)复方氯化钠注射液 pH 为 4.5～7.5。

(4)5％葡萄糖氯化钠注射液 pH 为 3.5～5.5。

(5)无菌注射用水 pH 为 5.0～7.0。

(二)6 种常用抗生素静脉滴注时溶液的选择

1.青霉素(钠、钾)

本品水溶液在 pH 6.0～6.8 时最稳定,当 pH＜5 或＞8时,效价会迅速降低,因此在显弱酸性的葡萄糖注射液中不稳定。本品适宜的溶液为 0.9％ NaCl 注射液和复方氯化钠注射液。稀释后的溶液不宜放置过久,青霉素在室温中放置24 小时后抗菌效能可损失大半,故要现配现用。

2.羧苄西林钠

羧苄西林钠的 10％水溶液 pH 为 6.0～8.4。本品对热、酸、碱均不稳定。本品适宜的溶液为0.9％NaCl注射液。也可以用无菌注射用水或 0.9％NaCl 溶解后再以 5％～10％葡萄糖稀释后静脉给药。

3.氨苄西林钠

氨苄西林钠的 10％水溶液 pH 为 8.0～10.0,本品的稳定性与溶液的浓度、酸碱度和温度有关。在酸性和中性溶液中易水解,在葡萄糖注射液中不稳定。适宜的溶液为 0.9％NaCl注射液。

4.乳糖酸红霉素

乳糖酸红霉素的 5％水溶液 pH 为 6.5～7.5。即其水溶液在 pH＝7 左右时

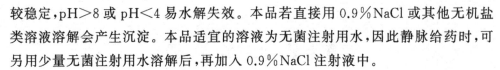

较稳定,pH>8 或 pH<4 易水解失效。本品若直接用 0.9％NaCl 或其他无机盐类溶液溶解会产生沉淀。本品适宜的溶液为无菌注射用水,因此静脉给药时,可另用少量无菌注射用水溶解后,再加入 0.9％NaCl 注射液中。

5.头孢菌素类

头孢唑林的 10％水溶液 pH 为 4.5～6.0,头孢拉定的 10％水溶液 pH 为 3.5～6.0。这两种抗生素的首选溶液应为无菌注射用水及 0.9％NaCl。临床上,可直接用这两种溶液溶解头孢唑林和头孢拉定,再稀释于所需溶液中,对禁盐者可减少0.9％NaCl 的用量至 100 mL,或在 5％～10％葡萄糖注射液内加少量碳酸氢钠提高溶液的 pH。

6.氨基糖苷类

临床常用的是庆大霉素和阿米卡星。庆大霉素的 pH 为4.0～6.0,其作用受pH 影响较大,pH 为 8.5 时,抗菌效力比 pH 为 5.0 时强 100 倍,因此,本品适宜的溶液为 0.9％NaCl 注射液。也可在 5％～10％葡萄糖注射液内加入 5％碳酸氢钠 0.6～2.0 mL,以提高溶液浓度,增强疗效,但庆大霉素的毒性也随之增加,此时应减少庆大霉素的用量。阿米卡星极易溶于水,本品的 pH 为 6.0～7.5。最适宜的溶液为 5％～10％葡萄糖注射液、5％葡萄糖氯化钠注射液、0.9％NaCl 注射液。其注射液在室温下较稳定,药液变成微黄色不影响疗效。但其稀释液应在 24 小时内用完。

(三)常用抗生素静脉给药时与其他药物的配伍

抗生素静脉给药配伍其他药物时,要把好配伍关,否则影响疗效。

使用青霉素与庆大霉素时,应分别静脉滴注,否则庆大霉素会失效。凡氨基糖苷类抗生素,如庆大霉素、阿米卡星、新霉素、链霉素等与羧苄西林、氨苄西林等在体外混合时,均产生类似结果,故两者需联用时应分开给药。有酸碱、乙醇、重金属、氧化剂或青霉素酶存在时,青霉素迅速失效。如酸性的维生素 C、碱性的氨茶碱、碳酸氢钠、含醇的氢化可的松等均不能与青霉素配伍。青霉素与头孢噻吩、林可霉素、间羟胺、羟嗪、去甲肾上腺素等多种药物混合均可产生浑浊。氨苄西林禁与碱性药物如碳酸氢钠、乳酸钠并用,不宜与磺胺嘧啶钠、红霉素、氯霉素等合用。羧苄西林不宜与四环素合用。头孢唑林与四环素、多黏菌素 B、异戊巴比妥、葡萄糖酸钙等注射液有理化配伍禁忌,故不能合用。氯霉素与四环素、万古霉素、新生霉素、乳糖酸红霉素、氢化可的松、多黏菌素 B 联用可发生浑浊和沉淀。

二、地高辛与其他药物的相互作用及护理

(一)排钾利尿药(如氢氯噻嗪)

1.作用结果

当血清钾离子浓度下降时,合成增加、排出减少而出现过量反应。

2.护理

监测血清钾离子浓度和地高辛水平,如出现低钾血症,及时补钾。

(二)硫酸奎尼丁

1.作用结果

用药后第1天即可引起血清地高辛水平增高,其原因不明。

2.护理

开始或中断使用奎尼丁治疗时,监测血清地高辛水平。同时用两种药物治疗时,地高辛应减量。

(三)美西律

1.作用结果

胃排空迟缓,两药血浓度均增高。

2.护理

监测血清地高辛水平和临床效果。

(四)钙通道阻滞剂

1.作用结果

同时服用两药可导致房室传导阻滞。

2.护理

减少地高辛剂量,监测心电图变化。

(五)抗酸剂

1.作用结果

钙、镁、铝离子与地高辛结合,会妨碍其吸收,使地高辛的血清浓度降低。

2.护理

服用地高辛2小时后再服用抗酸剂。

(六)抗腹泻药、考来烯胺、降血脂药

1.作用结果

减少地高辛吸收,使血清地高辛水平下降。

2.护理

分别服药,两药间隔时间为 2 小时,同时监测血清地高辛水平和治疗效果。

三、婴幼儿消化不良时常用口服药物配伍禁忌

(一)常用的口服药物

(1)收敛止泻类:碱式碳酸铋、药用炭、鞣酸蛋白等。

(2)健胃消食类:胰酶片、干酵母、乳酶生、胃蛋白酶合剂等。

(3)解痉类:颠茄合剂、小儿溴颠合剂等。

(4)纠酸补液类:口服补液盐等。

(二)药物的配伍禁忌

(1)碱式碳酸铋与乳酶生、胃蛋白酶合剂不宜并用。因为碱式碳酸铋与碱性重金属盐制剂、乳酶生、胃蛋白酶合剂合用可降低疗效。

(2)碱式碳酸铋与口服抗菌药物也不宜并用。因为碱式碳酸铋可在肠道形成保护膜,降低抗菌药物的吸收率,影响抗菌药物发挥作用。

(3)药用炭与乳酶生、胃蛋白酶合剂不宜并用。因为药用炭是强吸附剂,乳酶生、胃蛋白酶合剂可由于被吸附而失活。

(4)药用炭与口服抗菌药物不宜同服。因为药用炭可吸附此类药物,减少其吸收。

(5)鞣酸蛋白与胃蛋白酶合剂、胰酶片不宜并用。因为鞣酸可与多种蛋白质的酶类结合而使其失活。

(6)乳酶生与鞣酸蛋白不宜同服。因为鞣酸蛋白可抑制乳酸菌生长,合用时降低乳酶生的药效。

(7)乳酶生与抗菌药物(如磺胺类、小檗碱、呋喃唑酮、红霉素、氯霉素、广谱抗生素等)不宜同服。因为抗菌药物抑制乳酸菌生长或使乳酶生失活。

(8)胃蛋白酶合剂与颠茄合剂不宜同服。因为颠茄合剂可抑制胃酸分泌,并中和胃蛋白酶合剂中的盐酸成分及破坏胃蛋白酶活性。

(9)胰酶及胃蛋白酶不能与中药大黄及含大黄成分的中成药合用。因为这些药物合用可发生沉淀反应。

(10)口服补液盐与乳酶生、胃蛋白酶合剂等有配伍禁忌。因为口服补液盐含有碳酸氢钠,而乳酶生、胃蛋白酶合剂等在碱性条件下都会降低甚至失去活性。

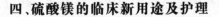

四、硫酸镁的临床新用途及护理

传统上,硫酸镁主要被用来治疗高血压、导泻、利胆及外用湿敷消炎等。随着医学科学的不断发展,人们发现硫酸镁还具有其他多种作用,可以被广泛地用于治疗呼吸、循环、消化及脑血管系统中的各种疾病。

(一)缓解支气管哮喘

硫酸镁具有解除支气管平滑肌痉挛、扩张支气管的作用,故可用于治疗支气管哮喘和哮喘型支气管炎。

1.用法

在控制感染的同时,采用 25％硫酸镁 10～20 mL 加到 5％葡萄糖或 0.9％ NaCl 注射液300～500 mL 中静脉滴注。

2.护理

用药中注意观察患者呼吸频率和节律的变化并定期检查腱反射,以防硫酸镁引起的呼吸肌麻痹。呼吸衰竭患者应慎用。

(二)治疗顽固性心力衰竭

镁离子具有改善心肌代谢、增强心肌收缩力、扩张血管及利尿的作用,因而可减轻心脏前后负荷,可用于治疗各种原因引起的心力衰竭。

1.用法

25％硫酸镁 10～20 mL 加到 5％葡萄糖注射液 500 mL 中,以 30～40 滴/分的速度静脉滴注。

2.护理

在静脉滴注初始,应每隔 15～30 分钟测量血压脉搏 1 次,以后可根据病情定时测量,同时监测患者的尿量变化。患者尿量减少或肾功能不全时应慎用。

(三)治疗缺血性心脏病

镁离子能拮抗钙离子,稳定纤维蛋白原和血小板,防止血管内凝血及血栓形成,可用于治疗心肌梗死和心绞痛。

1.用法

25％硫酸镁 10～20 mL 加到能量合剂或极化液中静脉滴注。

2.护理

在用药过程中应严密观察血压变化。心肌梗死伴低血压患者应慎用。

(四)转复心律

硫酸镁可催化或激活 325 种酶,使窦房结内冲动形成,房内及房室结内冲动传导减慢,因而可用于转复阵发性室上性心动过速和尖端扭转型室性心动过速。

1.用法

25%硫酸镁 8～10 mL 加到 5%葡萄糖注射液 20～40 mL 中静脉注射。

2.护理

在转复心律过程中,要严密观察和记录患者的血压、心率、呼吸变化及心律转复情况,同时做好抢救准备,备好 10%葡萄糖酸钙注射液。

(五)治疗急性腹痛

硫酸镁可抑制神经末梢释放乙酰胆碱,使平滑肌松弛,缓解肠痉挛,因而可减轻腹痛、腹泻、呕吐等症状。

用法:10%硫酸镁 10 mL 加到葡萄糖注射液 20 mL 中静脉注射。

五、服药期间饮食护理

饮食与药物的相互作用,是药物治疗和护理人员不容忽视的问题。食物的种类不同,所含的化学成分及含量也各有差异。食物中不同的化学成分,对药物有着重要的影响,有些可以提高药物的效力,有些则会降低药效或增强其毒性。因此,在服药期间应注意饮食的宜忌,做好饮食护理。

(一)服药期间宜进的饮食

(1)在服用消炎利胆排石药期间,宜常食生姜。现代医学发现,胆石的形成与前列腺素分泌过多有关。而生姜中含有大量姜酚,能抑制前列腺素的合成,破坏胆石的形成,同时姜酚又有很强的利胆作用,故在服用消炎利胆排石类药时,常食生姜对治疗有益。

(2)服用排钾利尿药期间,应进含钾高的食品。如多吃绿色蔬菜、水果、豆制品类、核桃、小米、荞麦面等含钾丰富的食品,以防氢氯噻嗪、呋塞米等排钾利尿药引起的低钾血症。

(3)服用铁剂时,应进食富含维生素 C 的食物,可增强铁盐的溶解度,以利吸收从而增加药效。

(4)某些抗生素,如新霉素等,在酸性尿液中杀菌力最强。因此在使用这类抗生素时多吃些蛋白质含量高的食物,如瘦肉、蛋、鱼类,使尿液呈酸性以增强其效力。

(5)服脉通等药期间,可适当吃些蛋类。因为蛋类富含卵磷脂,是强乳化剂,能使胆固醇和脂肪颗粒变小呈悬浮状态,为组织所利用,从而降低血液中的胆固醇水平;同时蛋黄中的胆固醇与蛋白质结合,可形成高密度脂蛋白,以清除附着

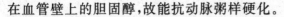

在血管壁上的胆固醇,故能抗动脉粥样硬化。

(6)长期服用糖皮质激素的患者,除补钾外,饮食当以低糖、低脂、高蛋白、高钙为宜。因糖皮质激素能促进机体糖原异生、蛋白质分解增加、合成减少,同时保钠、排钾、排钙,故按上述原则饮食可防止和减少其不良反应。

(7)服用驱虫药后,为促使虫体排出,可多吃些含纤维素多的食物,增强肠蠕动,加强驱虫效果。

(二)服药期间忌进的食物

(1)高血压患者在服用降压药帕吉林时,忌食含酪胺的食物。酪胺具有升压效应,可诱发高血压危象、脑出血、心律失常及惊厥等,甚至危及生命。天然酪胺存在于扁豆、啤酒、红葡萄酒、乳酪、青鱼、腌鱼、鸡肝等食物中。

(2)在服用抗心律失常药奎尼丁时,应忌食或限制食用能使尿液碱化的食物,如椰子、栗子、杏仁等,因它们可致药物浓度增高而发生中毒。

(3)应用强心苷药如地高辛、洋地黄等,需禁食含钙高的食品,因钙离子能增强洋地黄等药的毒性。

(4)用阿司匹林治疗冠心病时,不应在用药后饮酒,否则会引起胃黏膜屏障的损伤,以致胃出血。

(5)在服用阿米卡星、多黏菌素等抗生素期间,应忌食菠菜、胡萝卜、黄瓜、苏打饼干等碱性食物,因这些抗生素在酸性环境中杀菌力最强。相反,氨基糖苷类、大环内酯类抗生素等在服用时切不可过食酸菜、咸肉、鸡、鱼与山楂、杨梅、果汁等酸性食物,否则会降低药效。

(6)服用灰黄霉素时,切忌高脂饮食,因该药为脂溶性,若进食大量脂肪,血液中的药物浓度便会成倍增高,从而增加其毒性。

(7)服用呋喃唑酮和镇静剂时,若在服药期间饮酒或饮食有酒精的饮料,会增加酒精对机体的毒性,甚至发生酒精中毒。

(8)抗震颤麻痹药左旋多巴不宜与乳酪、奶制品、牛肉、动物肝脏、虾、蛋类及大豆等高蛋白食物同服。因蛋白质在代谢过程中产生大量氨基酸,会妨碍药物吸收,使其疗效降低,毒性增加。

(9)服用异烟肼期间,忌食富含组胺的食物。因异烟肼可使人体内组胺代谢减慢,浓度增高。若进食长期储存的鱼类等组织胺含量高的食物,则可能使机体的组胺浓度进一步增高而引起中毒。

(10)口服多酶片、胃蛋白酶合剂时,应忌饮茶。因茶水中的鞣酸与蛋白质发生化学作用,会使其活性减弱以致消失而影响疗效。另外,服用铁剂也应忌饮茶,因铁离子会与茶叶中的鞣质产生沉淀反应而难吸收。

(11)常服抗酸药者,不宜饮牛奶。由于抗酸药多含碳酸钙和碳酸氢钠,若服用这类药时再饮牛奶,常会出现恶心、呕吐、腹痛等症状,甚至钙盐沉积于肾实质,造成肾脏不可逆性损害。

(12)维生素 K 具有促凝血作用,在治疗出血性疾病时,当忌食黑木耳。因黑木耳中有妨碍血液凝固的成分,使维生素 K 的凝血作用减弱或丧失。

(13)在服用华法林、双香豆素等抗凝剂期间,切忌食用富含维生素 K 的食物,如动物肝脏、菠菜、花菜、卷心菜等,否则可致抗凝剂药效降低,甚至失效。

(14)使用甲状腺类激素期间,应忌食大豆、豌豆、芦笋、卷心菜、菠菜等绿色蔬菜。因这些蔬菜含有致甲状腺肿的物质,可使甲状腺素原本不足的患者病情加重。

(15)服用酚氨咖敏时忌用腌制食品(如咸肉),由于酚氨咖敏中含有氨基比林,与腌制食品中的亚硝酸相遇有可能生成强力的化学致癌物质亚硝酸盐。

(16)服保钾利尿药如螺内酯、氨苯蝶啶过程中,不宜食用含钾高的食品,如蘑菇、大豆、菠菜、榨菜、川冬菜等,否则会出现高钾血症。

(17)服中药期间的忌口:服补品期间不能食生萝卜、浓茶、海味、生冷和油腻的食物;服黄连、桔梗、乌梅忌猪肉;服麦冬忌鲫鱼;服薄荷忌鳖肉;服鳖甲忌苋菜;服仙茅忌牛奶;服常山、首乌忌葱蒜;服柿霜忌螃蟹;服茯苓忌醋;服解表消热、消肿解痛、宣肺化痰、止咳和中的中药忌生冷、油腻的食物;服平肝潜阳、守心安神、清咽止血、润肺宁咳的药物忌进酒、姜、葱、蒜、咖啡、可可、辣椒、羊肉等辛热的食物;服用治疗风湿痹症、妇女经痛、男子阳痿、梦遗滑精、久泻腹痛的中药时,忌食冰棒、冷饮、柿子、竹笋、生荤等寒凉的食物。

第六节　排尿异常护理技术

一、成人尿失禁的护理

排尿失去了控制,尿液不由自主地流出或排出,称尿失禁。当膀胱的神经传导受阻或神经功能受损,均可使膀胱括约肌失去作用,而出现尿失禁。

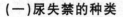

(一)尿失禁的种类

(1)紧迫性尿失禁:是一种与突然和强烈排尿欲有关的不随意尿失禁。

(2)张力性尿失禁:是一种在咳嗽、打喷嚏、大笑或做其他可增加腹压的生理活动时出现的不随意尿失禁。

(3)充盈性尿失禁:是一种因膀胱过度扩张而引起的不随意尿失禁。

(4)功能性尿失禁:是由下尿道以外的因素所致,如生理性和功能性的慢性损伤。

(二)尿失禁的护理

1.行为疗法

(1)膀胱训练:嘱患者抑制紧迫排尿的感觉,力争延迟排尿,制订排尿时间表,训练定时排尿,开始间歇时间为 2～3 小时,夜间可不做硬性规定,以后逐渐延长排尿间歇的时间,直至排尿正常。此训练需持续数天,适用于不稳定膀胱所致的尿失禁,对张力性尿失禁也有效。

(2)行为训练:根据患者的自然排尿规律来定时排尿。与膀胱训练不同的是,训练不要求患者延迟排尿和抑制紧迫感。

(3)鼓励排尿:护理人员定时检查、询问并鼓励患者到卫生间排尿。

(4)骨盆训练:使阴道周围肌和肛门括约肌做吸入动作,但要避免腹肌、臀肌及大腿内侧肌收缩,收缩和松弛交替进行,各占 10 秒,每天做 30～90 次,持续 6 周。主要用于张力性尿失禁。

(5)阴道圆锥训练:将一定重量的圆锥物顶部塞入阴道,然后收缩会阴肌,将其保留在阴道内 15 分钟以上,每天 2 次。

2.药物疗法

溴丙胺太林治疗经上述行为疗法无效的、病因明确的尿失禁患者。苯丙醇胺、雌激素可治疗张力性尿失禁。

3.器械疗法

(1)导尿:采用留置导尿管的方法持续导尿或定时放尿。

(2)阴茎夹:对短期括约肌失调患者可使用阴茎夹,每 3 小时放松排尿 1 次。

(3)阴道环:适用于其他疗法无效的年老体弱者,使用时须经常检查并在专业人员指导下使用。

二、前列腺肥大患者的导尿方法

前列腺肥大患者伴急性尿潴留,在行常规导尿术中,由于前列腺近尿道段弯曲、伸长,导尿时需强制插管,尿道因受到强烈刺激引起反射性平滑肌痉挛,加重尿道狭窄,常致导尿失败而行膀胱造瘘术。为了减轻患者痛苦,介绍几种导尿方法。

(一)第 1 种方法

患者取侧卧位,垫高臀部成 30°角,用前列腺导尿管常规方法导尿即可。

(二)第 2 种方法

个别患者用上床方法仍不能插入,可行耻骨上膀胱穿刺抽尽尿液后即可顺利插入导尿管。前列腺肥大者插导尿管困难是由于平卧时高度充盈的膀胱向腹腔下陷,后尿道被扭曲,致正常男性尿道呈反"S"形方向改变,插入的导尿管头部顶住前列腺膜部的前壁,不能前进所致。

(三)第 3 种方法

物品准备同男性患者导尿术用物。另加灭菌液状石蜡 1 瓶,5 mL 注射器一具及 0.1％丁卡因药液 4～5 mL。其操作方法是按男性患者常规导尿术消毒后铺孔巾,左手用消毒纱布将阴茎向上提起与腹壁成 60°角,伸直尿道有利于药液顺利通过。在助手的协助下用注射器抽吸 4～5 mL 0.1％丁卡因药液,取下针头,直接从尿道外口缓慢推入,左手不放,再用空针直接抽吸 3～4 mL 液状石蜡,从尿道外口缓慢推入尿道,然后按常规导尿术进行插管导尿。

三、高龄女性患者导尿术

女性患者导尿因尿道短直,插管比较容易,但对一些老年尤其是高龄女性患者导尿,往往会遇到寻找尿道口困难的问题。这里要讲的从阴道前壁寻找尿道口的方法既准确可靠又无痛苦。

操作方法:常规消毒外阴后戴无菌手套,左手示指、中指并拢,轻轻伸入阴道 1.5～2 cm 时,屈曲指端关节将阴道前壁拉紧外翻,即在外翻的黏膜中找到尿道口。变异的尿道口一般陷入不深,手指无须伸入阴道过深。导尿管置入的方向不是直进,顺翻转阴道前壁所造成的尿道弧度慢慢插入即可。

四、处女膜异常患者的导尿术

由于处女膜肥厚或新婚后处女膜破裂时方向特殊改变,其中的一块处女膜破裂后上翘到尿道口下方或尿道口发生粘连,使之扯拉变形,或者破裂后处女膜堵在尿道口下方,遮盖尿道口,阻碍排尿,引起尿频、尿急及尿路感染,故又有处女膜伞病之称。因此,这种患者导尿时往往直接看不到尿道口,需戴无菌手套,

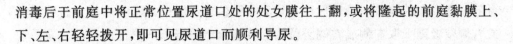

消毒后于前庭中将正常位置尿道口处的处女膜往上翻,或将隆起的前庭黏膜上、下、左、右轻轻拨开,即可见尿道口而顺利导尿。

五、尿道处女膜融合症患者的导尿术

正常尿道口与阴道口之间距离应在 0.5 cm 以上,如两者之间距离先天较近或无前庭组织隔开,尿道开口于阴道内,则称为尿道处女膜融合症。给这类患者导尿时也应将其前庭组织往上推,阴道前壁往外拉,才能正确辨认尿道口而顺利导尿。

六、膀胱灌注新方法

干扰素膀胱灌注方法是近几年来治疗浅表性膀胱癌的一种新方法。膀胱灌注方法的正确实施是保证和提高干扰素疗效的重要因素之一。

(一)膀胱灌洗前的准备

(1)灌洗时间最好是上午,当天早晨患者少饮水或禁水,使尿量减少防止膀胱内干扰素灌注液过早地被尿液稀释,保证药物对癌细胞有效的治疗浓度。

(2)在膀胱灌注前应使膀胱排空。

(3)尿道外口常规消毒。

(二)灌洗方法

(1)干扰素灌注液的配制:干扰素 2 000 000 U,用无菌注射用水 40 mL 溶解,现用现配,不可放置过久。

(2)先用注射器经尿道外口向膀胱内注入空气 50 mL,使膀胱膨胀,膀胱黏膜皱襞扩展,使干扰素灌注液与黏膜上皮充分接触。

(3)采用膀胱冲洗器或注射器直接经尿道外注入法,将配制的干扰素灌注液注入膀胱。避免采用导尿管对尿道黏膜造成机械性损伤。

(4)灌注液注入后,立即用左手示指、中指和拇指夹住尿道外口,再用注射器或膀胱冲洗器经尿道外口注入 5～10 mL 空气,使残留在尿道内的灌注液进入膀胱内,防止尿道内的干扰素灌注液外溢流失。

(三)注意事项

(1)灌注后尽量让患者延长排尿时间以增加干扰素对膀胱黏膜的作用。

(2)嘱患者多变动体位,使干扰素能充分与膀胱黏膜接触。

(3)为了使膀胱内肿瘤的部位能与干扰素充分接触,让患者采取下述相应体位:①肿瘤位于膀胱前壁者多采取俯卧位。②肿瘤位于膀胱顶部者采取仰卧位,

臀部垫高。③肿瘤位于膀胱后壁者采取平卧位或半卧位。④肿瘤位于膀胱左侧或右侧壁者则采取左侧或右侧卧位。⑤肿瘤位于膀胱颈部尿道内口部位者采取站立体位。

七、气囊导尿管导尿法

应用气囊导尿管经尿道持续留置导尿这一技术已经取代一般导尿管留置导尿术,具有操作简单、患者痛苦少、固定简单、不易脱落的特点。气囊导尿管多是由天然胶精制而成,具有结构合理、导管柔顺、性能良好、弹性适中、表面光滑的特点。

(一)结构

气囊导尿管尖端 2.5～4 cm 处,设有气囊 1～2 个,管腔末端由 2～3 个腔组成,以供向气囊内注气、注水、冲洗、引流之用。

1.种类

(1)止血双腔导尿管。

(2)双腔单囊女性导尿管。

(3)尖端弯头导尿管。

(4)三腔单囊导尿管。

(5)三腔双囊导尿管。

2.型号

气囊导尿管分大小不等的型号,以供临床不同年龄、性别及不同病种患者的使用。

(二)按照男女常规导尿术准备用物

另备气囊导尿管 1 条,无菌注射用水或生理盐水 250 mL,10～30 mL 注射器 1 具。

(三)操作方法

(1)按照男女常规导尿术中的操作步骤进行。

(2)插管时将导尿包内的一般导尿管改为气囊导尿管,注气或注水检查气囊有无漏气,而后轻轻插入 20 cm,见尿后再插入 2 cm,即根据需要注气或注水 3 mL、5 mL、10 mL、15 mL、30 mL。临床实践表明,以成人 5～10 mL、小儿 3～5 mL 为宜,如成人是要压迫止血,则以 10～15 mL 为宜,最多不超过 30 mL。注气或注水后轻轻向外拉至有阻力感为止,连接储尿袋,观察引流情况,整理用物。

(四)注意事项

(1)严格无菌技术操作。

(2)要根据患者病情、性别、年龄的不同,选择合适的导尿管型号。

(3)操作时(插管前)应检查导尿管管腔是否通畅,气囊有无漏气,注入气、液体量及充盈情况。

(4)对长期留置导尿管的患者应注意观察其尿量、性质、尿液排出是否通畅等。

(5)注意导管有无受压、扭曲、尿液外漏、气囊充盈情况,阻力感有无减少等。

(6)保持尿道口的清洁,每天清洁1次,膀胱冲洗1周后开始每天1次,以防尿道隐形感染,注意倾听患者主诉。

(7)留置的导尿管每周更换1次,但更换新导尿管前与下次插管时,中间应间停4小时。

(8)注意倾听患者主诉,如出现下腹部灼热感、不适感、排尿感、发热等症状应注意膀胱炎的发生。

第三章　影像科护理技术

第一节　计算机体层成像检查护理

一、计算机体层成像(CT)检查基本知识

(一)基本概念

计算机体层成像是利用 X 线对人体进行断层扫描后,由探测器采集的模拟信号变成数字信号,经电子计算机计算,再重建图像,从而显示出人体各部位的断层结构的装置。

1.体素

体素是体积元素的简称,是数据于三维空间上的最小分割单位。

2.像素

像素是组成图像矩阵的基本单元,也是组成矩阵中的一个小方格。像素等于观察野除以矩阵,像素是一个二维概念。

3.矩阵

矩阵即二维排列的方格,是将计算机所计算的人体横截面每一点的 X 线吸收系数按行和列排列的分布图,实际上是一幅纵横二维排列的像素图。目前 CT 机常用的矩阵有 256×256,512×512,$1\,024 \times 1\,024$ 等,在相同的采集野内,矩阵的大小与像素点的多少呈正相关,矩阵越大,像素点越多,图像质量就越高。

4.空间分辨率和密度分辨率

前者指影像中能够分辨的最小细节,后者指能显示的最小密度差别。

5.CT 值

某物质的 CT 值等于该物质的衰减系数与水的吸收系数之差再与水的衰减

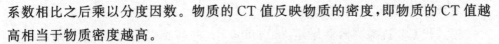

系数相比之后乘以分度因数。物质的 CT 值反映物质的密度,即物质的 CT 值越高相当于物质密度越高。

CT 值=α×(μm− μw)/ μw,α 为分度因数,其取值为 1 000 时,CT 值的单位为亨氏单位(Hu)。人体内不同的组织具有不同的衰减系数,因而其 CT 值也各不相同。按照 CT 值的高低分别为骨组织、软组织、水、脂肪及气体。水的 CT 值为 0 Hu 左右。

6.伪影

伪影是指在被扫描物体中并不存在而图像中却显示出来的各种不同类型的影像。其主要包括运动伪影、高密度伪影和机器故障伪影等,伪影影响图像质量。

7.部分容积效应

CT 图像上各个像素的数值代表相应单位组织全体的平均 CT 值,它不能如实反映该单位内各种组织本身的 CT 值。在 CT 扫描中,凡小于层厚的病变,其 CT 值受层厚内其他组织的影响。所测出的 CT 值不能代表病变的真正的 CT 值:如在高密度组织中较小的低密度病灶,其 CT 值偏高;反之,在低密度组织中的较小的高密度病灶,其 CT 值偏低,这种现象称为部分容积效应。

(二)成像原理

人体各组织器官对 X 线有不同的吸收率,当球管发射 X 线经过人体到达探测器时,就会形成不同程度衰减的 X 线,探测器将这些不同程度衰减的 X 线采集后,由模拟信号转变成数字信号,经过计算机计算而显示出人体扫描部位的断层结构的图像。

在 CT 扫描仪中,球管及探测器围绕着患者的身体进行旋转,X 线从数百个角度穿过人体到达探测器进行扫描。计算机负责收集所有信息,并将这些信息合成为人体三维图像。

(三)CT 设备及分类

1.发展阶段

1972 年第一台 CT 机诞生,仅用于颅脑检查;1974 年制成全身 CT 机,检查范围扩大到胸、腹、脊柱及四肢。

第一代 CT 机采取旋转/平移方式进行扫描和收集信息,只有 1~2 个探测器,所采数据少,所需时间长,图像质量差。

第二代 CT 机将 X 线束改为扇形,探测器增至 30 个,扩大了扫描范围,增加了采集数据,图像质量有所提高。

第三代 CT 机探测器激增至 300~800 个,并与相对的 X 线管只做旋转运动,扫描时间在 5 秒以内,伪影大为减少,图像质量明显提高。

第四代 CT 机探测器增加到 1 000~2 400 个,环状排列且固定不动,只有 X 线管围绕患者旋转,即旋转(固定)式,扫描速度快,图像质量高。

第五代 CT 机将扫描时间缩短到 50 毫秒,解决了心脏扫描的问题,它是一个电子枪产生的电子束射向一个环形钨靶,环形排列的探测器收集信息。电子束 CT 对搏动的心脏可以进行很好的成像。

2.目前常用 CT

由于常规 CT 和电子束 CT 使用的局限性,限制了它的应用,已逐渐被淘汰。目前广泛使用以下两种 CT。

(1)传统螺旋 CT:是目前广泛应用的 CT。其按探测器分 64 排、128 排、320 排等,CT 扫描时,患者躺在检查床上以匀速进入 CT 机架,同时 X 线球管连续旋转式曝光,这样采集的扫描数据分布在一个连续的螺旋形空间内,所以也称容积 CT 扫描,这种传统螺旋 CT 只有一套 X 线发生装置和一套探测器系统。

(2)双源 CT:双源 CT 装配有 2 个球管和对应的 2 个探测器系统,2 组采集系统呈 90°安装在机架上。双源 CT 同时使用了 2 个射线源和 2 个探测器系统,所以相对于传统螺旋 CT 来说能更快地采集图像。

3.设备组成

CT 设备主要由以下三部分组成。

(1)扫描部分由 X 线管、探测器和扫描架组成。

(2)计算机系统将扫描收集到的信息数据进行贮存运算。

(3)图像显示和存储系统将经计算机处理、重建的图像显示在电视屏上或用多幅照相机或激光照相机将图像摄下。探测器从原始的 1 个发展到多个。扫描方式也从平移/旋转、旋转/旋转、旋转/固定,发展到螺旋 CT 扫描。计算机容量大、运算快,可达到立即重建图像的目的。

4.图像优缺点

CT 图像是由一定数目、由黑到白不同灰度的像素按矩阵排列所构成。像素越小,数目越多,构成图像越细致,即空间分辨力高。CT 图像的空间分辨力不如 X 线图像高。

CT 图像是以不同的灰度来表示,反映人体各器官和组织对 X 线的吸收程度。黑影表示低密度区,如含气体多的肺部;白影表示高密度区,如骨骼。CT 与

X线图像相比有较高的密度分辨力,这是 CT 的突出优点。所以,CT 可以更好地显示由软组织构成的器官,如脑、脊髓、纵隔、肺、肝、胆、胰及盆部器官等,并在良好的解剖图像背景上显示出病变的影像。

CT 图像是层面图像,常用的是横截面。为了显示整个器官,需要多个连续的层面图像。通过 CT 设备上图像的重建程序的使用,还可重建冠状面和矢状面的层面图像,可以多角度查看器官和病变的关系。

(四)CT 检查技术

1.平扫

平扫是指不用对比剂的扫描。

2.增强扫描

增强扫描是指血管内注射对比剂后的扫描。其目的是提高病变组织同正常组织的密度差,根据注射对比剂后扫描方法的不同,可分为常规增强扫描、动态增强扫描、延迟增强扫描或多期增强扫描等。

3.特殊检查

(1)CT 血管造影(CTA):指静脉注射对比剂后,在循环血中及靶血管内对比剂浓度达到最高峰的时间时,进行螺旋 CT 扫描,经计算机最终重建成靶血管数字化的立体影像。

(2)CT 仿真内镜技术:是利用计算机软件功能,将 CT 容积扫描获得的图像数据进行后处理,重建出空腔器官表观立体图像,类似纤维内镜所见。目前主要用于胃、大肠、血管、鼻腔、鼻窦、喉、气管及支气管等空腔器官病变的观察,需结合断层图像作出诊断。

(3)CT 灌注成像:主要反映组织微循环的血流灌注情况。其主要用于脑梗死及缺血半暗带的判断,也可用于心、肝、肾、肺病变的诊断。

(五)CT 检查适应证和禁忌证

1.CT 检查适应证

(1)头部病变:颅脑外伤、脑梗死、脑肿瘤、炎症、先天畸形等,属于常规和首选检查方法,可清楚显示脑挫裂伤、急性脑内血肿、硬膜外及硬膜下血肿、颅骨骨折等。CT 对诊断急性脑血管疾病,如高血压、脑出血、蛛网膜下腔出血、脑动脉瘤、动静脉畸形破裂出血、脑梗死等有很高价值,急性出血可考虑作为首选检查,急性脑梗死特别是发病 6 小时内者,CT 不如 MRI 敏感。

(2)颌面部、颈部:颌面部肿瘤、骨折、炎症等。

(3)肺部病变:对于显示肺部病变有非常令人满意的效果,对肺部创伤、感染性病变、肿瘤等均有很高的诊断价值。对于纵隔内的肿物、淋巴结及胸膜病变等的显示也令人满意,可以显示肺内团块与纵隔的关系。

(4)腹部器官:对于实质性器官,如肝、胆囊、脾、胰腺、肾、肾上腺等器官显示清晰,对于肿瘤、感染及创伤能清晰地显示解剖部位的病变程度,对病变分期等有较高价值,对腹内肿块的诊断与鉴别诊断价值较大。

(5)盆腔脏器:盆腔器官之间有丰富的脂肪间隔,能准确地显示肿瘤对邻近组织的侵犯。因此 CT 已成为卵巢、子宫颈、子宫、膀胱、精囊、前列腺和直肠肿瘤的诊断、临床分期和放射治疗设计的重要手段。

(6)骨骼系统:能显示颅骨及脊柱细微骨折、椎间盘病变、椎管狭窄、骨肿瘤、骨结核及炎症等,并能对病变部位进行三维成像(多层面成像)及冠状位、矢状位的重建。对于关节软骨、韧带、半月板、滑膜等则以行 MRI 检查为宜。

(7)脉管系统:CT 血管成像可显示动脉病变,如血管闭塞、动脉瘤及夹层动脉瘤、血管畸形、血管损伤、心脏冠状动脉病变等。

2.CT 检查的禁忌证

CT 平扫检查无绝对禁忌证。婴幼儿、可能妊娠或已经妊娠的女性、生命体征不稳定的危重患者、对 X 射线高度敏感或不宜接触 X 线的患者(如再生障碍性贫血)为 CT 检查的相对禁忌证。

二、CT 常规检查护理要点

(一)CT 普通检查护理要点

1.检查前的护理要点

(1)信息确认:患者凭检查信息通过通信系统进行预约、登记确认。留取联系电话,遇特殊情况时便于通知患者。

(2)分检:护士或登记员根据检查信息进行分检,指导患者到相应地点等待检查。

(3)评估核对:护士仔细阅读检查申请单,核对患者姓名、性别、年龄、检查部位、检查设备等。对检查目的要求不清楚的申请单,应与临床申请医师核准确认。

(4)健康教育:护士对患者进行分时段健康教育,对特殊患者采取个性化健康教育,讲解整个检查过程、检查所需时间、告知检查注意事项,以及需要患者配合的相关事宜。健康教育形式有口头宣教、健康教育手册、视频宣教等。

（5）去除金属物：指导或协助患者去除被检部位的金属物件及高密度伪影的衣物，防止产生伪影。

（6）呼吸训练：指导行胸、腹部检查的患者进行呼吸训练。胸部检查时应指导患者先吸一口气，再闭住气，保持胸、腹部不动，防止产生运动伪影；腹部检查时患者可以直接屏气。

（7）镇静：对昏迷、躁动、精神异常的患者，采取安全措施防止其坠床，必要时遵医嘱使用镇静药。

（8）指导行腹部检查的患者正确饮水。

（9）影像归档和通信系统呼叫：及时应用通信系统呼叫患者到检。

2.检查中的护理要点

（1）再次核对患者信息，协助患者进检查室、上检查床，避免其坠床或跌倒。有引流管者妥善放置引流管，防止脱落。

（2）按检查部位要求设计体位，指导患者勿移动身体变换体位。

（3）检查时注意保暖，避免患者着凉。

（4）做好患者非照射部位的 X 线防护。

（5）检查结束后询问患者情况，协助患者下检查床。

3.检查后的护理要点

告知患者及其家属取片与报告的时间、地点。

（二）CT 增强检查护理要点

1.检查前的护理要点

（1）信息确认：患者凭检查信息通过通信系统进行预约、登记确认；在申请单上准确记录患者身高、体重、联系电话。

（2）评估核对：护士仔细阅读检查申请单，核对患者信息（姓名、性别、年龄、检查部位、检查设备等），详细询问患者病史（既往史、检查史、用药史、现病史、过敏史等），评估患者病情，筛选高危人群。核实患者信息、检查部位、检查方式。

（3）心理护理和健康宣教：在常规宣教的基础上重点告知患者增强检查的目的及注意事项、合理水化的重要性，注射对比剂后可能出现的正常现象（口干、口苦、口腔金属味、全身发热、有尿意等）和不良反应（如恶心、呕吐、皮疹等），对其进行针对性护理，消除患者紧张、焦虑的不良情绪。

（4）指导患者或家属签署碘对比剂使用知情同意书。

（5）认真评估血管状况，安置 18～20 G 静脉留置针；注意保护，防止留置针脱出。

(6)做对比剂常规加温准备。

(7)其他参照 CT 普通检查前的护理要点。

2.检查中的护理要点

(1)高压通道的建立与确认:连接高压注射器管道,试注水,做到"一看二摸三感觉四询问",确保高压注射器、血管通畅。

(2)与患者沟通:再次告知患者检查的注意事项,了解推药时患者的身体感受,缓解患者的紧张情绪。

(3)心理安慰:对高度紧张的患者在检查过程中护士通过话筒给予安慰,鼓励患者配合完成检查。

(4)严密观察:注射对比剂时密切观察患者有无局部和全身症状,防止不良反应的发生,做到及时发现、及时处理。

(5)检查结束后询问患者情况,评估有无不适,协助其下检查床。

(6)指导患者在观察区休息 15～30 分钟,如有不适及时告知护士。

(7)其他参照 CT 普通检查中的护理要点。

3.检查后的护理要点

(1)定时巡视:准备护士定时巡视观察区,询问患者有无不适,以便及时发现不良反应。

(2)合理水化:指导患者进行水化(每小时不少于 100 mL)以利于对比剂的排出,预防对比剂肾病。

(3)拔留置针:观察 15～30 分钟,患者无不适后方可拔取留置针,指导患者正确按压穿刺点,无出血方可离开观察区。

(4)告知患者及其家属取片与报告的时间、地点,以及回家后继续观察和水化,如有不适及时电话联系。

三、CT 常见部位检查护理要点

(一)头颈部与五官 CT 检查护理要点

头颈部与五官 CT 包括颅脑、鞍区、眼眶、鼻和鼻窦、颞骨及内听道、鼻咽、口咽、喉部、口腔颌面部等部位肿瘤、炎症、外伤等病变的检查和头部及颈部血管成像等。

1.检查前的准备要点

(1)评估核对:核对患者信息,阅读检查单,确定检查方式(平扫、增强)。

(2)心理护理与健康教育:护士主动与患者沟通,组织患者观看健康教育视频和阅读健康教育手册。

(3)嘱患者适当进食、饮水。

(4)去除头颈部所有金属物(包括活动性义齿)。

(5)女性患者检查前将发结打开,指导其扫描时头部保持不动。

(6)鼻咽部及颈部检查时训练患者屏气,不能做吞咽动作。

(7)行增强检查时指导患者或家属签署碘对比剂使用知情同意书,筛查高危因素、建立静脉留置针等。

2.检查中的护理要点

(1)体位设计:患者仰卧于检查床,头先进,头部置于头架上,保持正中位,人体长轴与床面长轴一致,双手置于身体两旁或胸前。

(2)眼部扫描时要求患者闭眼,并保持眼球固定不动,因故不能闭眼者,可指导患者盯住一目标保持不动。小儿做眼部CT需要自然睡眠或遵医嘱口服水合氯醛,安睡后方可检查。

(3)鼻咽部及颈部检查时患者按技师口令进行屏气,不做吞咽动作。

(4)护士需观察增强检查患者注射对比剂后有无局部和全身的异常反应。

3.检查后的护理要点

参照CT普通检查和增强检查后的护理要点。

(二)胸部及食管纵隔CT检查护理要点

1.检查前的准备要点

(1)评估核对:核对患者信息,阅读检查单,确定检查方式(平扫、增强)。

(2)心理护理与健康教育:护士主动与患者沟通,组织患者观看健康教育视频和阅读健康教育手册。

(3)嘱患者适当进食、饮水。

(4)去除胸部所有的金属物(包括文胸、带有拉链的衣服)。

(5)指导训练患者屏气。

(6)婴幼儿或不配合者,检查前采取药物镇静。

(7)行增强检查时指导患者或家属签署碘对比剂使用知情同意书,筛查高危因素、建立静脉留置针等。

(8)食管纵隔患者CT检查前需准备碘水,碘水配制:100 mL温开水+2 mL碘对比剂,浓度为0.02%。

(9)其他参照普通或增强检查前的护理要点。

2.检查中的护理要点

(1)体位设计:患者仰卧于检查床上,可以取头部先进或足先进,保持正中位,人体长轴与床面长轴一致,双手置于头上方。

(2)食管纵隔检查体位设计前需指导患者喝两口碘水,再含一口碘水在口腔内。检查时技师通过话筒指导患者将口腔里的碘水慢慢咽下并即刻扫描。通过碘对比剂缓慢下咽的过程扫描查看检查部位的充盈缺损像,提高周围组织的分辨率和对比度。

(3)扫描时患者配合技师的口令进行屏气,叮嘱患者尽量避免咳嗽,并保持肢体不动。

(4)护士需观察增强检查患者注射对比剂后有无局部和全身的异常反应。

(5)其他参照普通或增强检查中的护理要点。

3.检查后的护理要点

参照 CT 普通检查和增强检查后的护理要点。

(三)冠状动脉 CT 检查护理要点

多层螺旋 CT 冠状动脉造影(MSCTCA)作为一种无创、安全性高的新技术已广泛应用于临床。冠状动脉造影检查是评价冠状动脉变异和病变,以及各种介入治疗后复查随访的重要诊断方法,具有微创、简便、安全等优点。但是冠状动脉 CT 检查受多种因素的影响,如患者的心率、呼吸配合、心理、环境等,检查前护理的准备质量是决定检查是否成功的关键。

1.检查前的准备要点

(1)环境及物品的准备:为患者提供安静、清洁、舒适的环境,安排患者到专用心脏检查准备室或候诊区域;挂心脏检查识别牌。①物品准备:脉搏血氧饱和度仪(Prince-100B)、心电监护仪、氧气、计时器或手表等。②药品准备:美托洛尔(倍他乐克)药片。

(2)评估核对:阅读申请单,核对患者信息,明确检查目的和要求,评估患者病情、配合能力、沟通能力、心理状态,详细询问患者病史(既往史、检查史、用药史、现病史、过敏史等),筛查高危人群,必要时查阅患者心电图和超声心动图检查结果,重点掌握患者基础血压、心率和心电图情况,并记录在申请单上。

(3)健康教育和心理护理:护士集中对患者进行健康宣教,向其讲解检查目的、心率准备和呼吸配合的重要性,以及检查中快速注射对比剂时全身发热的现象,让患者对检查过程和可能出现的问题有较全面的了解,尽量减少患者由于紧张、恐惧而导致的心率加快。告诉患者检查当天可适当进食、不禁水,避免空腹或饱餐状态下检查,空腹时间过久易导致低血糖,引起心率加快或心率不稳(特别是糖尿病患者)。

(4)心率准备:①患者到达检查室先静息 10～15 分钟后再测心率。②测心率:按心率情况分组,60～80 次/分为 1 组;80～90 次/分为 2 组;90 次/分以上或心律波动＞3 次、心律失常、老年人、配合能力差、屏气后心率上升明显的为 3 组。多层螺旋 CT 心率控制在 75 次/分以内,双源 CT 或其他高端 CT 可适当放宽。③对静息心率＞90 次/分、心律波动＞3 次或心律失常、对 β 受体阻滞剂无禁忌证者,在医师指导下服用 β 受体阻滞剂,以降低心率和(或)稳定心律;必要时服药后再面罩吸氧 5～10 分钟,采用指脉仪或心电监护仪持续心电监护,观察患者服药及吸氧前后心率或心律变化情况,训练吸气、屏气,心率稳定后可检查。对于心律失常的患者,了解其心电图检查结果,通过心电监护观察其心率或心律变化规律,与技师沟通、确认此患者是否进行检查;对于心率＞100 次/分或无规律的心律者可以放弃检查。

(5)呼吸训练:重点向患者强调如何吸气、屏气,什么时候出气的要领,训练方式分 4 种:①用鼻子慢慢吸气后屏气;②深吸气后屏气;③直接屏气;④直接捏鼻子辅助。根据患者不同情况采取不同训练方式,重点强调呼气幅度保持一致,防止呼吸过深或过浅,屏气时患者胸、腹部保持静止状态,避免产生呼吸运动伪影,屏气期间患者全身保持松弛状态,观察屏气期间心率和心律变化;1 组患者心律相对平稳(波动在 1～3 次/分),训练吸气、屏气后,心率呈下降趋势且稳定可直接检查;2 组反复进行呼吸训练,必要时吸氧(浓度为 40%～50%)后继续训练,心率稳定可安排检查,检查时针对性选择吸氧。

(6)选择 18 G 静脉留置针进行肘前静脉穿刺。旁路移植(搭桥)术后的患者在对侧上肢建立静脉留置针。

(7)其他的参照普通或增强检查前的护理要点。

2.检查中的护理要点

(1)设计体位:仰卧位,足先进,身体置于检查床面中间,两臂上举,体位舒适。

(2)心电监测:安放电极片,将电极片、导线及双臂置于心脏扫描野外。连接心电门控,观察患者心电图情况,确认 R 波信号清晰,心率控制理想,心律正常,心电图波形不受呼吸运动和床板移动的影响。

(3)呼吸训练:再次训练患者呼吸和屏气,观察患者可稳定大约 5 秒屏气的时间及屏气后心率和心律的变化规律。

（4）必要时指导患者舌下含服硝酸甘油片。

（5）连接高压注射器管道，试注水，做到"一看二摸三感觉四询问"；确保高压注射器、血管通畅。

（6）再次告知患者检查注意事项，了解推药时患者的身体感受，缓解患者的紧张情绪，对高度紧张的患者在检查过程中护士通过话筒给予安慰，鼓励患者配合完成检查。

（7）动态观察增强图像中对比剂进入情况，及时发现渗漏。

（8）其他参照普通或增强检查中的护理要点。

3.检查后的护理要点

参照CT增强检查后的护理要点。

（四）主动脉夹层患者CT检查护理要点

主动脉夹层是指动脉腔内的血液从主动脉内膜撕裂口进入主动脉壁内，使主动脉壁中层形成夹层血肿，并沿主动脉纵轴扩张的一种较少见的心血管系统的急性致命性疾病，早期正确诊断是取得良好治疗效果的关键。

1.检查前的准备要点

（1）开设绿色通道：对怀疑有主动脉夹层的患者应提前电话预约，按"绿色通道"安排检查。告知患者家属检查的相关事宜和注意事项，要求临床医师陪同检查，通知CT室医师和技师做好检查准备。

（2）护士准备好急救器材、药品、物品，随时启动急救程序。

（3）病情评估：包括患者意识、面色、血压、心率、呼吸、肢体活动、肾功能及发病时间与发病过程，快速查看检查申请单、核对患者信息、详细询问病史，筛查高危因素。

（4）呼吸训练：检查前指导患者正确呼吸及屏气，屏气一定要自我掌握强度，以能耐受为准，切忌过度屏气，以防引起强烈疼痛、不适及夹层破裂。

（5）指导患者家属签署碘对比剂使用知情同意书，快速建立静脉通道。

（6）其他参照普通或增强检查前的护理要点。

2.检查中的护理要点

（1）正确转运：转运患者时动作要轻稳，避免大动作引发夹层破裂。

（2）体位设计：仰卧位，足先进，身体置于检查床面中间，两臂上举（无法上举的患者也可以放于身体的两侧）。

（3）注意保暖：避免受凉引起咳嗽而导致夹层破裂。

（4）技师扫描时注意控制注射对比剂的量和速度。

（5）患者监测：严密观察患者病情和监测患者生命体征，若出现脉搏细速、呼吸困难、面色苍白、皮肤发冷、意识模糊等症状时，则提示可能因动脉瘤破裂出现失血性休克，应立即停止扫描，通知医师抢救，必要时行急诊手术，做好记录。

（6）疼痛性质的观察：如突发前胸、后背、腹部剧烈疼痛，多为撕裂样或刀割样，呈持续性；患者烦躁不安、大汗淋漓，有濒死感；疼痛放射范围广泛，可向腰部或下腹部传导，甚至可达大腿部，则提示动脉瘤破裂，应启动急救应急预案。

（7）其他参照普通或增强检查中的护理要点。

3.检查后的护理要点

（1）扫描中发现有主动脉夹层应按放射科危急值处理，禁止患者自行离开检查室，并立即电话告知临床医师检查结果，由专人或在医师陪同下，用平车将患者立即护送回病房或急诊科，不要在 CT 室停留过久。

（2）告知患者家属 30 分钟内取片及报告。

（3）其他参照普通或增强检查后的护理要点。

(五)肺栓塞 CT 检查护理要点

肺栓塞是指以各种栓子阻塞肺动脉系统为其发病原因的一组临床病理生理综合征，其发病率、误诊率和死亡率高。多层螺旋 CT 肺动脉造影是对急性肺栓塞的一种无创、安全、有效的诊断方法。

1.检查前的准备要点

（1）开设绿色通道：对怀疑有肺栓塞的患者应提前电话预约，对病情急、重、危者应立即按"绿色通道"安排检查。告知患者家属检查的相关事宜和注意事项，要求临床医师陪同检查，通知 CT 室内医师和技师做好检查准备。

（2）护士准备好急救器材、药品、物品，随时启动急救程序。

（3）病情评估：查看检查申请单，核对患者信息，严密观察其有无口唇发绀、呼吸急促、胸闷、气短、胸痛、咯血等症状；心电监护，测量患者生命体征及血氧饱和度的变化；评估患者心、肺、肾功能情况。重点了解患者胸痛程度，必要时提前使用镇痛药。

（4）吸氧：给予高浓度氧气吸入，以改善患者缺氧症状，缓解患者的恐惧心理。

（5）呼吸训练：检查前指导患者正确呼吸及屏气，屏气一定要自我掌握强度，以能耐受为准，切忌过度屏气，以防引起强烈疼痛、不适及栓子脱落。

（6）去掉胸部所有金属物及高密度衣物，防止产生伪影，影响图像质量。

（7）其他参照普通或增强检查前的护理要点。

2.检查中的护理要点

(1)正确转运:重点指导正确转运患者,摆好体位,避免大动作导致静脉血栓脱落,发生意外。

(2)体位设计:仰卧位,足先进,身体置于检查床面中间,两臂上举(无法上举的患者也可以放于身体的两侧)。

(3)注意保暖,避免受凉,防止咳嗽引起栓子的脱落。

(4)技师扫描时注意控制注射对比剂的量和速度。

(5)患者监测:严密观察患者病情和监测患者生命体征,重点观察患者呼吸频率和血氧饱和度的变化,并做好记录。

(6)其他参照普通或增强检查中的护理要点。

3.检查后的护理要点

(1)扫描中发现有肺栓塞应按放射科危急值处理,禁止患者自行离开检查室,告诉患者及其家属制动,并立即电话告知临床医师检查结果,由专人或在医师陪同下用平车将患者立即护送回病房或急诊科,不要在 CT 室停留过久。

(2)告知患者家属 30 分钟内取片及报告。

(3)其他参照普通或增强检查后的护理要点。

(六)腹部 CT 检查护理要点

腹部 CT 检查分上腹、中腹、盆腔、全腹,包括肝、胆、脾、胰、胃、肾、肾上腺、肠、膀胱、子宫和附件等。腹部脏器复杂、相互重叠,空腔脏器(胃、肠、膀胱)因含气体和(或)液体及食物残渣,位置、形态、大小变化较大,会影响图像质量和检查效果,因此做好腹部 CT 检查前各环节的准备至关重要。

1.检查前的准备要点

(1)患者评估:仔细询问患者病史、检查史、过敏史,注重患者其他检查的阳性体征和结果,如 B 超、肝功能、胃镜、肠镜、消化道钡剂及甲胎蛋白等,确定患者能否饮水、饮水量和时间,确认是否进行增强检查。

(2)胃肠道准备:①检查前 1 天晚餐进清淡饮食,晚饭后禁食 4~8 小时,不禁水(急诊除外);②检查前 1 周禁止行胃肠钡剂造影,必要时对胃肠钡剂造影者可先行腹部透视,以了解钡剂的排泄情况;③年老体弱者的胃肠道蠕动慢,必要时给予清洁灌肠或口服缓泻药帮助排空。

(3)心理护理:护理人员可针对不同文化层次患者的心理状态分别进行解释和疏导,用通俗易懂的语言讲解与患者病情有关的医学知识,使患者对疾病的发展和转归有较明确的认识,缓解患者的紧张情绪,使其积极配合检查。

（4）患者准备：防止金属伪影，患者需取下身上所有带金属的衣裤、物品、饰品，解除腹带及外敷药物。

（5）呼吸训练：呼吸运动是影响 CT 检查质量的重要因素，扫描时呼吸运动不仅会引起病灶遗漏和误诊，而且对于判断胃肠道走行和分析病变的结构都有很大影响。因此检查前需对患者进行呼吸训练，保持呼吸平稳、均匀一致，直至患者能够准确接收口令。

（6）对比剂准备。

常用对比剂种类：①高密度对比剂。其常用的有 1%～2% 有机碘溶液（800～1 000 mL 温开水加 10～20 mL 碘对比剂），这种对比剂在 CT 上显影良好，能较好地标记被检器官，便于观察胃肠道的走行。但浓度过高、剂量较大时常能遮蔽部分胃壁组织，对胃黏膜改变不能较好显示，限制了癌肿的检出和浸润深度的判断。②等密度对比剂。纯水作为对比剂方便、价廉、无不良反应，不会产生高密度的伪影。CT 平扫时即可与胃壁构成良好的对比，有利于病变的诊断和分期，是胃部 CT 检查最理想的对比剂。③低密度对比剂。气体是 CT 仿真结肠内镜检查中理想的肠道内对比剂，气体能较好地充盈扩张肠管，气体的弥散性好，比液体对比剂更容易到达盲肠和升结肠；气体扩张肠管均匀，使用气体作为对比剂，可以通过定位片来判断肠道内气体量是否充足，可随时补充气体量。

对比剂的应用：①水可用于上、中腹的胃肠充盈。②1.2% 的口服对比剂适宜于胃部平扫患者的充盈准备。③1.5% 的口服对比剂较适宜于胃部直接增强患者的充盈准备。④0.8% 的口服对比剂适宜于中消化道的肠道充盈准备。⑤0.6% 的口服对比剂适宜于下消化道的肠道充盈准备。

饮用对比剂的量和时间：①上腹检查前 0.5 小时服用 200～300 mL，检查前 10 分钟服用 200～300 mL。②上中腹部检查前 1 小时、30 分钟各服用 300 mL，检查时加服 200～300 mL。③下腹部检查前 4 小时、3 小时、2 小时各服用 300 mL。检查前 1 小时排空膀胱 1 次，加服 300 mL，患者自觉膀胱充盈即行 CT 检查。膀胱造瘘者应夹闭引流管，待膀胱充盈后再做检查。④全腹部检查前 4 小时、3 小时、2 小时各服用 300 mL，检查前 1 小时排空膀胱 1 次，再服 300 mL，患者自觉膀胱充盈后加服 300 mL 即行 CT 检查。⑤胰腺 CT 扫描时，往往出现胰头、胰体、胰尾与胃、十二指肠及空肠部位分辨不清的情况，从而导致诊断困难，为了使胰腺与胃肠道影像区分开来，衬托出胰腺的轮廓与形态，提高诊断正确性，因此要选择最优良的对比剂浓度及吞服时间帮助医师判断及区分病变与生理解剖部位，提高诊断率。扫描前 30 分钟口服 2% 的对比剂 300 mL，使空肠部分充盈，达到衬托的目的。扫描前加服 2% 的对比剂 200 mL，以达到胃体部及十二指肠、空肠完全显示。

饮用对比剂的目的：①使胃及十二指肠充盈并与邻近组织形成对比度，便于观察胃壁、黏膜及胃腔情况。胃充盈使肠道下移，充分暴露肝、胆、脾、胰。②充盈膀胱与邻近组织形成对比度，便于观察膀胱壁、黏膜及腔内情况，尤其是膀胱腔内充盈缺损性病变的显示。③子宫和附件与邻近组织形成对比度。④胃肠道充分扩张，获得了腹盆腔各段肠道的良好充盈相，有助于胃肠道病变的早期发现、病变的定位和定性，同时因伪影的减少或消除，图像质量明显提高，更有利于实质性脏器的显示与观察。

饮用对比剂的注意事项：筛查患者无碘过敏、结石、胰腺炎、出血、严重腹水、排尿困难、重大急诊外伤及禁食、禁水等情况后，再指导患者喝碘水。重症胰腺炎、急性消化道出血、肠梗阻等患者禁食禁水；体质较弱、心肺功能不全的患者禁止大量饮水。

（7）检查前用药：必要时扫描前 10 分钟肌内注射山莨菪碱注射液 20 mg，山莨菪碱注射液为胆碱能神经阻滞剂，能对抗乙酰胆碱所致的平滑肌痉挛，使消化道的平滑肌松弛，让胃和肠管充分扩张，以减少胃肠蠕动。青光眼、前列腺肥大、尿潴留等患者禁用。

（8）其他参照普通或增强检查前的护理要点。

2.检查中的护理要点

（1）体位设计：仰卧位，足先进，双臂上举伸直，身体尽量置于床面正中间，侧面定位线对准人体正中冠状面。特殊情况可根据观察部位的需要采取侧卧位或俯卧位。

（2）女性盆腔检查必要时用 2%～3% 的碘水 300～600 mL 保留灌肠，使盆腔内的小肠、乙状结肠、直肠显影。

（3）对已婚女性患者，检查时应置入阴道气囊或填塞含碘水的纱条，以显示阴道和宫颈的位置。

（4）特殊患者的护理：①严重腹水的患者因横膈受压迫而致平卧困难，可垫高胸部高度以不影响扫描床进出为准。②神志不清者需家属陪同（陪护人员进行合理的 X 线安全防护）。③幼儿检查时护士应将室内灯管调暗，家属陪同，防止幼儿坠床，同时注意保暖。④CT 尿路成像患者进行延迟扫描时，技师可根据肾盂积水情况决定延迟扫描时间，一般 15～30 分钟进行第一次延迟扫描，中、重度积水者 3 小时左右再进行第二次扫描，护士要告知患者延迟扫描时间。⑤为诊断或鉴别肝血管瘤时可于注射对比剂后5～7分钟再做病灶层面扫描,护士注意提示患者扫描时间。

(5)其他参照普通或增强检查中的护理要点。

3.检查后的护理

(1)腹部检查前禁食,检查完毕需协助患者下检查床,防止发生低血糖、直立性低血压。

(2)膀胱过度充盈者小便时排泄不宜过快、过多,防止发生虚脱和低血压。

(3)检查后可进食。

(4)其他参照普通或增强检查后的护理要点。

(七)CT仿真肠镜检查护理要点

CT仿真肠镜检查是指将螺旋CT扫描所获得的原始数据进行处理,对空腔器官内表面进行三维重建,再利用计算机的模拟导航技术进行腔内观察,并赋予人工伪色彩和不同的光照强度,最后连续回放,即可获得类似纤维肠镜行进和转向直视观察效果的动态重建图像。目前CT仿真肠镜检查临床应用的可靠性和实用性日趋成熟,在结肠癌定位、定量和定性诊断中发挥着重要的作用。

1.检查前的护理要点

(1)患者评估:排除检查的禁忌证(月经期、妊娠期、肠道出血等)。检查前1周是否做钡剂检查,评估患者肠道准备及排便情况,判断其是否可以进行检查。

(2)饮食准备:患者检查前1天吃清淡、无渣饮食(稀饭、面条等),晚餐后禁食,晚八点至零点可饮糖盐水,以减轻患者饥饿感。

(3)肠道准备。①蓖麻油:取蓖麻油30 mL,在检查前的晚餐后服用,然后饮温开水800 mL。蓖麻油服后3～4小时排便,2～3次排便后肠道清洁。②番泻叶:番泻叶作用慢,因此要求患者在检查前1天的午餐后以番泻叶30 g用沸开水500 mL浸泡0.5小时后饮服,番泻叶服后7～8小时排便,3～5次排便后肠道清洁。晚餐后再用20 g番泻叶泡水100 mL服用,效果更佳。由于导泻作用非肠内所致,故患者常有腹痛、腹胀,甚至血便。此方法腹泻持续时间较长,因此年龄大、体弱者应慎用。③和爽:规格为1包68.56 g,检查前的晚餐后禁食,晚餐后1小时给药,1～2包溶于2～4 L水中,以1 L/h的速度口服,排出物为透明液体时结束给药,或遵医嘱。④清洁灌肠:对于便秘者,服用蓖麻油、番泻叶效果不好者,可提前1天清洁灌肠再服泻药。

(4)心理准备和健康宣教:检查前要耐心、细致地向患者讲解CT仿真肠镜检查的必要性和过程,告诉患者此检查无痛苦、无创伤,消除患者的紧张情绪,取得患者信任与配合,完成检查。

(5)呼吸训练:指导患者扫描时正确屏气,避免产生呼吸伪影,影响图像质量。

(6)检查前用药:扫描前30分钟肌内注射山莨菪碱注射液10～20 mg,以抑制肠道痉挛,降低管壁张力,充分扩张肠管,减少因肠蠕动而造成的伪影,注射前询问患者有无禁忌证。

(7)其他参照普通或增强检查前的护理要点。

2.检查中的护理要点

(1)物品准备:双腔止血导尿管(18～20 号)1 根、20 mL 空针 1 副、血压计球囊 1 个、止血钳子 1 把、液状石蜡、消毒干棉签 1 包、纱布 2 张、手纸、治疗巾 1 张。

(2)左侧卧位:双下肢弯曲,臀部垫治疗巾;选择双腔止血导尿管(18～20 号),充分润滑导管前端及肛门口,螺旋式插入肛门 6～10 cm,气囊内注入 10 mL 气体。

(3)充气体位:取左侧位、右侧位、俯卧位经肛门注入空气(1 000～1 200 mL)充盈肠道,总注气量因人而异,以结肠充分扩张、患者感觉轻微腹胀为宜,嘱患者尽量控制排气。保留肛管,在定位片上观察结肠管充气情况,以基本显示各段结肠(八段法:直肠、乙状结肠、降结肠、脾曲、横结肠、肝曲、升结肠、盲肠)作为充盈良好的参照;如果结肠充气不理想,可继续追加一次,当患者诉腹胀明显时停止打气,夹闭导管,嘱患者平卧,立即行 CT 扫描,扫描时嘱患者平静吸气后屏气。

(4)观察病情:肠道充气时根据患者的具体情况,注意打气的速度、压力和插管深度,打气时主动与患者交流,询问患者的感觉,有无头晕、恶心、腹痛,观察患者面色等。

(5)扫描时发现肠腔内有液平面时立即行俯卧位扫描。

(6)扫描完毕且图像质量符合要求后通过导尿管抽出肠腔内气体,抽出气囊内气体。观察患者有无腹胀、腹痛、呃逆等症状。拔出导尿管,清洁肛门。

(7)其他参照普通或增强检查中的护理要点。

3.检查后的护理要点

(1)扫描结束后留观 30 分钟。密切观察患者腹部体征。

(2)肌内注射山莨菪碱注射液的患者检查结束后,需待肠蠕动恢复、肛门排气后才可进食。

(3)腹部胀气时可按顺时针方向按摩,加速气体排出,减轻腹胀。对检查结

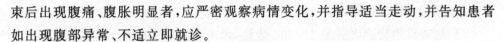

束后出现腹痛、腹胀明显者,应严密观察病情变化,并指导适当走动,并告知患者如出现腹部异常、不适立即就诊。

(4)为避免患者发生低血糖反应,必要时可静脉补液。

(5)其他参照普通或增强检查后的护理要点。

(八)CT仿真胃镜检查护理要点

胃溃疡和胃癌是消化科常见的疾病,以往主要依赖于胃镜或X线钡剂检查。胃镜检查仅能观察病灶的腔内改变,在食管狭窄的患者中,会有胃镜无法顺利通过,无法明确病灶下端的情况;胃镜和X线钡剂对于病灶的浸润程度和病灶与周围脏器的关系及远处转移的情况都无法明确。CT仿真胃镜检查可以弥补上述缺陷。

1.检查前的准备要点

(1)饮食准备:检查前1天晚上吃少渣、易消化的食物,晚八点后禁食,零点后禁饮。

(2)消化道准备:如遇幽门梗阻患者,在检查前1天晚上洗胃,彻底洗净胃内容物,直到冲洗液清晰为止。幽门梗阻患者不能在当天洗胃,因洗胃后可导致胃黏膜颜色改变,影响诊断。

(3)患者评估:排除患者检查禁忌证(胃出血、穿孔等)。评估患者消化道准备情况,判断是否可以进行检查。

(4)心理护理和健康宣教:向患者讲解整个检查过程及身体感受,缓解患者紧张情绪,使其主动配合检查。

(5)呼吸训练:指导患者扫描时正确屏气,避免产生呼吸伪影而影响图像质量。

(6)检查前用药:扫描前30分钟肌内注射山莨菪碱注射液10～20 mg。注射前询问患者有无前列腺疾病、青光眼等。

(7)其他参照普通或增强检查前的护理要点。

2.检查中的护理要点

(1)体位设计:仰卧位,足先进,双臂上举伸直,身体尽量置于床面正中间,侧位定位线对准人体正中冠状面。特殊情况可根据观察部位的需要采取侧卧位或俯卧位。

(2)口服产气剂:检查时先设计好体位,嘱患者口服产气剂1～2包后快速仰卧位扫描。发现液平面时再俯卧位扫描。

(3)呼吸配合:扫描时在技师的口令下配合吸气与屏气,扫描时勿打嗝。

(4)其他参照普通或增强检查中的护理要点。

3.检查后的护理要点

(1)检查后指导患者休息 15～30 分钟,无不适后方可离开。

(2)肌内注射山莨菪碱注射液的患者检查结束后,需待肠蠕动恢复、肛门排气后才可进食。

(3)为了避免患者出现低血糖反应,必要时可静脉补充液体。

(4)其他参照普通或增强检查后的护理要点。

四、特殊患者 CT 检查护理要点

(一)气管切开患者 CT 检查护理要点

气管切开患者由于意识障碍、气道内分泌物多,检查时平卧位导致分泌物不易排出,而引起呛咳、呼吸不畅、缺氧等症状,使患者无法顺利完成检查,因此做好气管切开患者 CT 检查前的气道管理非常重要。

1.检查前的准备要点

(1)患者预约:开设绿色通道,临床医师确定患者是否能完成 CT 检查,提前将检查信息传至 CT 室,提前打电话通知并送入检查单。迅速阅读检查单,提前录入患者信息。

(2)医师沟通:电话通知检查时间,由家属、护士或医师陪同,检查气管导管是否为金属材质,必要时请医师进行更换后再检查,以免影响扫描产生金属伪影。

(3)患者评估:到达 CT 室后护士阅读检查申请单、核对患者信息、评估患者病情,重点评估患者呼吸道是否通畅,患者有无痰鸣音,是否需要吸痰。

(4)患者沟通:可采用笔、纸、写字板等工具,让患者将自己的感受、想法写出来进行交流。对于文化层次比较低的患者,仔细观察患者的表情、手势,并鼓励其重复表达。

(5)清理呼吸道:护士准备好吸痰装置和吸痰盘,进入 CT 检查室前充分吸氧、吸痰,保持呼吸道通畅,防止检查时患者呛咳导致检查失败。

(6)吸氧:备好氧气袋给氧,维持有效的血氧饱和度。

(7)其他参照普通或增强检查前的护理要点。

2.检查中的护理要点

(1)体位设计:调整检查床高度与平车平行,由医师、技师与护士共同将患者转移到检查床,动作要轻,将头放于舒适的位置,避免咳嗽。妥善固定患者身体上的所有通路管道,防止脱落、移位。

（2）患者监测：检查中监测患者生命体征的变化，发现异常立即处理。必要时采用氧气枕低流量吸氧。保持呼吸道通畅。

（3）注意保暖：由于扫描房间温度较低，注意保暖，防止受凉诱发咳嗽。

（4）对于躁动不配合的患者遵医嘱提前使用镇静药，检查时由家属陪同，注意安全，防止坠床。

（5）其他参照普通或增强检查中的护理要点。

3.检查后的护理要点

（1）检查结束后将患者安全转移至平车上，再次评估患者情况，必要时清理呼吸道，在医师或护士的陪同下将患者安全送回病房。

（2）其他参照普通或增强检查后的护理要点。

(二)多发伤患者 CT 检查护理要点

多发伤是指多系统、多脏器损伤，其具有病情急、伤情复杂、变化快、失血量大、易发生休克、生理功能紊乱、处理难、易漏诊、病死率高等特点。多层螺旋 CT 在多发伤检查中的应用是一种革命性进步，能在极短时间内，以单一检查方法、单一检查体位完成多部位多系统检查，已逐渐广泛用于创伤患者的伤情评估，被公认为是目前评估多发伤的首选检查方法。

1.检查前的准备要点

（1）开设绿色通道：急诊科医师评估患者是否能配合完成 CT 检查，提前将检查信息传至 CT 室，提前打电话通知并送入检查单，告知患者检查的相关事宜和注意事项。护士迅速阅读检查单，录入患者信息，并向医师确认检查方式（平扫或增强），预先建立静脉留置针。

（2）医师沟通：电话通知检查时间，要求临床医师陪同检查，放射科医师和技师做好检查准备。

（3）急救准备：护士准备好急救器材、药品、物品，随时启动急救程序。

（4）环境准备：调节好室内温度（22～24 ℃），检查床铺上一次性床单、尿垫保护设备，防止血液、呕吐物、分泌物渗漏，影响设备的性能。

（5）患者评估：到达 CT 室后护士阅读检查申请单、核对患者信息、评估患者病情、询问病史。严密观察患者瞳孔、意识、血氧饱和度、皮肤颜色、生命体征的变化，保持呼吸道通畅，及时清除口腔、鼻腔、气管内的血凝块、呕吐物、分泌物，充分吸氧。检查静脉通道及各类引流管是否通畅。

（6）心理护理：针对多发伤清醒的患者处于极度恐惧状态时，护士应给予其安慰和鼓励。

（7）自身防护：医务人员戴好口罩、帽子、手套，防止被患者的血液、体液污染，接触患者后及时洗手。

（8）患者镇静：对于躁动不配合的患者，必要时在医师指导下使用镇静药，防止运动伪影产生。

（9）多发伤患者一般无家属陪同，需要行增强检查的患者由经管医师代为签署碘对比剂使用知情同意书。

（10）其他参照普通或增强检查前的护理要点。

2.检查中的护理要点

（1）体位设计：多发伤患者一般为多部位扫描。常规采取仰卧位，头先进，双臂放于身体的两侧，身体尽量置于床面正中间，侧位定位线对准人体正中冠状面。

（2）患者转运：指挥和协助搬运患者，调整检查床高度与平车平行，利用平车上的床单移动患者于检查床上。对怀疑有骨折的部位应重点保护，避免拖拉而造成骨折断端移位，刺伤周围的神经、血管、组织造成患者不必要的痛苦。妥善保护好各种管道，防止牵拉、脱落、引流液倒流。妥善放置监护设备，便于检查中观察患者生命体征的变化。

（3）防止坠床：对于躁动、神志不清的患者，检查时要注意安全，将其妥善固定，留人陪伴，防止坠床。

（4）注意保暖：多发伤患者由于失血性休克，救治中输入大量冷的液体或血液而导致低体温综合征，检查时要注意保暖。

（5）保持静脉补液的通畅，维持有效的血容量。

（6）持续吸氧：便携式氧气瓶或氧气袋持续吸氧。

（7）严密观察：检查中严密观察患者生命体征的变化。对于病情严重、意识障碍、休克等患者，病情容易掩盖对比剂的不良反应，重点观察对比剂注射前后其生命体征的细微变化及皮肤症状。

（8）其他参照普通或增强检查中的护理要点。

3.检查后的护理要点

（1）检查结束后要严密观察患者情况，在医师或护士的陪同下将患者快速转移到病房或急诊科，多发伤患者多处于脱水状态，检查后告知陪同医师进行合理水化、进行肾功能监测、记录尿量，预防对比剂肾病的发生。

（2）检查后及时将危及生命的阳性体征通知临床医师，便于医师制订治疗方案。

（3）告知患者或家属 30 分钟取片及报告。

（4）其他参照普通或增强检查后的护理要点。

（三）机械通气患者 CT 检查护理要点

机械通气患者一般病情危重，外出检查存在风险。近年来临床医师为了尽快查明疾病的原因，给患者提供最佳的治疗方案，而选择 CT 检查来满足临床及患者的需求。如何保证机械通气患者 CT 检查的安全性，是 CT 室护士需要解决的难题。

1.检查前的准备要点

（1）风险评估：由医师与患者家属详谈 CT 检查的必要性与危险性。患者家属签字同意后方可安排检查。主管医师认真评估及权衡检查的必要性与转送风险，制订检查计划。

（2）开设绿色通道：临床医师评估患者是否能配合完成 CT 检查，提前将检查信息传至 CT 室，提前打电话通知并送入检查单。护士迅速阅读检查单，确认患者到达时间，并向医师确认检查方式（平扫或增强），预先建立静脉留置针。告知患者检查的相关事宜和注意事项。

（3）急救准备：护士准备好急救器材、药品、物品，如小型呼吸机、简易人工呼吸器、足够的氧源、微量泵、便携式监护仪等，随时启动急救程序。

（4）患者检查前遵医嘱查血气分析，待血氧饱和度及生命体征较稳定的情况下由护士和医师陪同检查，更换专用便携式小型呼吸机或简易人工呼吸器。

（5）患者评估：按照预约时间到达 CT 室，护士快速查看检查申请单、核对信息、询问病史，评估患者意识、生命体征、呼吸道及静脉输液是否通畅、配合程度，确保患者检查安全，并填写危重患者检查的记录单。

（6）清洁呼吸道：检查前评估患者气道有无痰液，吸痰前先给予高流量吸氧，再清理呼吸道，提高患者血氧饱和度。

（7）其他参照普通或增强检查的护理要点。

2.检查中的护理要点

（1）体位设计：由医师、技师与护士共同将患者安全转移到检查床，动作要轻，将头部放于舒适位置；妥善放置呼吸机、监护设备，固定所有管道通路，防止脱落、移位、引流瓶倒流等情况发生。

（2）专人陪同：必要时由家属陪同患者完成检查。

（3）患者监测：检查时持续心电监护、血氧饱和度监测，严密观察呼吸机运行情况，并做好记录。

（4）注意保暖：由于扫描房间温度较低，注意保暖，防止受凉诱发咳嗽。

（5）对于清醒的患者告知其检查时一定要保持不动，防止移动体位和咳嗽等动作。

（6）保持静脉补液的通畅，维持有效的血容量。

（7）其他参照普通或增强检查中的护理要点。

3.检查后的护理要点

（1）检查结束后将患者移下检查床，观察呼吸机运行情况，再次评估患者气道是否通畅、生命体征是否平稳，在护士和医师陪同下立即返回病房。

（2）检查后整理呼吸机，消毒呼吸机管理，及时充氧备用，做好使用记录。

（3）其他参照普通或增强检查后的护理要点。

（四）躁动患者 CT 检查护理要点

躁动是颅脑功能区损伤或病变后出现的精神与运动兴奋的一种暂时状态。CT 检查是颅脑损伤患者术前诊断和术后评估的首选检查方法。如何保证躁动患者顺利完成检查是 CT 室护士一项非常重要的工作。

1.检查前的准备要点

（1）开设绿色通道：临床医师评估患者是否能配合完成 CT 检查，提前将检查信息传至 CT 室，提前打电话通知并送入检查单，确认患者到达时间。护士向医师确认检查方式（平扫或增强），预先建立静脉留置针，告知患者检查的相关事宜和注意事项。

（2）医师沟通：对于躁动的患者，CT 室护士应与临床医师沟通，提前使用镇静药、镇痛药，提供护理干预，待患者安静后立即安排检查，最好由医师陪同检查。

（3）患者评估：护士阅读检查申请单、核对患者信息、询问患者病史，评估病情及配合程度。了解患者躁动的原因，如颅脑外伤（额叶或颞叶脑挫伤、蛛网膜下腔出血）、术后疼痛等。

（4）环境准备：声、光、冷的刺激可诱发患者躁动的发生，检查前将检查室光线调暗、调节室温、尽量减少刺激。

（5）镇静的监护：重点观察患者使用镇静药后呼吸是否平稳，以及血氧饱和度的变化。必要时给予持续吸氧。

（6）其他参照普通或增强检查前的护理要点。

2.检查中的护理要点

（1）体位设计：技师与护士转运患者时动作要轻、快、稳，肢体制动。妥善固

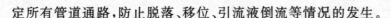

定所有管道通路,防止脱落、移位、引流液倒流等情况的发生。

(2)专人陪同:必要时由家属陪同,适当固定患者肢体,指导家属正确按压的方法。

(3)患者监测:技师与护士通过防护窗严密观察患者的情况,防止坠床。监测患者血氧饱和度的变化,注射对比剂时观察患者有无局部和全身不良反应的发生,并做好记录。

(4)快速扫描:由经验丰富的技师实施扫描,动态观察 CT 图像,及时发现异常征象,并上报值班医师。

(5)其他参照普通或增强检查中的护理要点。

3.检查后的护理要点

(1)检查结束后将患者安全转移至平车,评估患者病情,住院患者由医师陪同立即返回病房。

(2)门诊患者在观察室留观,待生命体征平稳后方可离开。

(3)其他参照普通或增强检查后的护理要点。

(五)CT 引导下^{125}I 粒子置入术护理要点

CT 引导下^{125}I 粒子置入术治疗肿瘤是根据三维内放射治疗系统计划,通过 CT 引导下将微型放射源^{125}I 按肿瘤形状精确置入肿瘤组织中,通过其发出的低能量射线持续照射、杀伤或抑制肿瘤细胞的增殖,从而控制肿瘤的发展及消除肿瘤。

1.术前的准备要点

(1)环境准备:调节检查室温度(22～24 ℃),防止患者受凉。CT 检查室采用紫外线消毒 30 分钟,光线充足。

(2)资料准备:查看患者相关检查是否完善,如术前三大常规、肝肾功能、凝血酶原时间,以及 B 超、CT、X 线、心电图等检查。

(3)心理护理及健康教育:针对患者存在疑虑、焦虑、恐惧不安的心理变化,应主动与患者进行沟通,耐心、细致地向患者及其家属解释。置入完全封闭的放射源^{125}I 能有效持续杀伤肿瘤细胞,^{125}I 辐射直径只有 1.7 cm,经系统规划治疗,可使正常组织不受到辐射,是目前治疗肿瘤较好的方法,并讲解检查中配合的方法及重要性。

(4)严格执行查对制度,评估患者基本情况,签署 CT 引导下^{125}I 粒子置入术知情同意书。

(5)其他参照普通或增强检查前的护理要点。

2.术中的护理要点

(1)体位摆放:通常采取仰卧位、俯卧位、侧卧位,将患者固定于最舒适的体位,以便能更好地配合手术。需要俯卧位的患者,胸腹部垫一小枕,足背垫一软枕,头侧向一边;侧卧位的患者身体两侧用软枕固定,患者制动以免置入针移位。

(2)固定穿刺针:根据穿刺部位深浅的不同选择不同长度的穿刺针,固定好穿刺针的尾端使其不受污染。

(3)指导患者在操作过程中若出现疼痛、皮肤发麻、寒冷、体位不舒服时应及时告知医师,做好术中沟通工作。

(4)对于浅表部位如咽部肿瘤,此类患者在置入过程中严密注意是否有粒子随着其唾液的下咽而进入胃肠道。如有发生,嘱患者术后第 1 次大便时注意观察。

(5)粒子置入前、中、后均应清点粒子的颗数,并做好登记工作,怀疑有粒子丢失立即用粒子监测仪监测,直至找到为止。术毕立即监测扫描床、地面及丢弃的废物,甚至操作者鞋底,防止粒子遗漏。

(6)术中严密观察患者的病情变化,认真听取患者主诉,必要时行心电监护,及时发现并发症。

(7)检查中做好患者与医务人员安全防护。

(8)其他参照普通或增强检查中的护理要点。

3.术后的护理要点

(1)告知注意事项:放射性粒子置入治疗后可能出现粒子移位、肺栓塞、腹腔内出血、局部组织液化、感染、胆管狭窄、胆漏、放射性肠胃炎、腹部切口延迟愈合等并发症。出院后应定期回医院复查血常规、X 线检查放射源在体内的数量及位置。

(2)注意防护:儿童、孕妇不宜接触患者,6 个月后通常无须特别防护。

(3)其他参照普通或增强检查后的护理要点。

(六)CT 引导下经皮肺穿刺活检术护理要点

在 CT 引导下经皮肺穿刺活检获得病变组织进行病理学检查,检查的准确率可达 86%～95%,极大地提高了病变诊断和鉴别诊断的准确性,对疾病治疗方案的制订,病情预后评估具有重要的参考价值。

1.术前的准备要点

(1)环境准备:调节检查室温度(22～24 ℃),防止患者受凉。CT 检查室采用紫外线消毒 30 分钟,光线充足。

（2）物品、药品及器械准备：准备无菌穿刺包、小容器、穿刺活检针和枪；10％甲醛、95％乙醇、2％利多卡因。

（3）资料准备：查看患者相关检查是否完善，如术前三大常规、肝肾功能、凝血酶原时间、B超、CT、X线、心电图等。

（4）心理护理与健康教育：护士应耐心讲解该项检查的过程和穿刺的必要性，以及对治疗的指导意义。增强患者信心和勇气，取得患者及其家属的理解和配合，使患者保持良好的心理状态，从而保证穿刺的顺利进行。

（5）严格执行查对制度，评估患者基本情况，使其履行告知义务并签署穿刺同意书。

（6）其他参照普通或增强检查前的护理要点。

2.术中的护理要点

（1）体位摆放：根据穿刺的位置设计体位，以患者感觉舒适为准。

（2）呼吸训练：训练患者穿刺或扫描中吸气、屏气和配合的方法。

（3）操作者准备：洗手、戴口罩、严格无菌技术操作，防止交叉感染。

（4）配合医师进行消毒和铺无菌单，协助取活检，用10％甲醛进行标本固定。

（5）观察病情：术中认真听取患者的主诉，严密观察患者面色及生命体征的变化，必要时心电监护。

（6）做好患者与医务人员的安全防护。

（7）穿刺结束后评估病情，有无出血、气胸及其他并发症的发生。穿刺点局部加压包扎，防止出血。

（8）其他参照普通或增强检查中的护理要点。

3.术后护理要点

（1）告知注意事项：嘱患者卧床休息6～12小时，避免剧烈运动。患者可能会出现疼痛、出血、气胸等并发症，如有不适及时告诉医师或护士。

（2）将病理标本及时交给穿刺医师，标贴患者信息。

（3）观察30分钟，无异常情况由护士或医师陪同返回病房。

（4）其他参照普通或增强检查后的护理要点。

（七）颈外静脉高压注射碘对比剂护理要点

1.检查前的准备要点

（1）检查前的评估：①掌握适应证。为穿刺特别困难者提供一条安全的增强检查途径，主要用于上肢血管条件特别差，长期放射治疗、化学治疗，肥胖，糖尿病,穿刺失败 2 次以上的患者。②掌握禁忌证。颈部粗短、呼吸困难、颈部有淋巴结肿大、颈部有肿块、颈部损伤、气管切开或其他颈部手术、穿刺侧静脉回流障碍、心功能差、不配合者。③心肺功能评价。严重心肺功能不全的患者禁止行颈外静脉高压注射对比剂。

(2)物品准备:常规消毒物品 1 套、静脉留置针 1 副、一次性无菌透明敷贴 1 张、无菌注射用水 1 支。

(3)穿刺方法:①选择美国 BD 公司生产的 20 G 浅静脉留置针,针尾接 0.9% NaCl 注射液空针,排尽空气。②患者采取平卧位,头后仰偏向一侧,暴露颈部,选择颈外静脉直且充盈的一侧。③操作者站在患者头侧,助手在穿刺侧。④穿刺部位常规消毒,消毒范围为 8～10 cm,待干。⑤助手按压锁骨上方及胸锁乳突肌上下缘,使穿刺区域相对平坦易于穿刺,同时便于颈外静脉充盈。必要时嘱患者屏气,颈外静脉充盈会更加明显。⑥操作者左手按压颈外静脉上段并绷紧皮肤,右手持静脉留置针,选择颈外静脉上 1/3～2/3 进针,进针角度以 15°～30° 为宜,见回血或落空感,回抽空针,见回血后抽出针芯少许,降低穿刺角度置入软管,使针与血管平行再潜行 2～3 mm,拔出针芯,推注生理盐水 5～10 mL,用一次性无菌透明敷贴固定。

(4)健康教育:嘱患者头部制动,避免剧烈咳嗽。

(5)立即安排检查,避免等待过久。

2.高压注射操作方法

(1)体位设计:双人扶患者上检查床,妥善放置患者头部,保持静脉留置针通畅。

(2)更换高压注射连接管、排气。

(3)用带生理盐水的空针回抽颈外静脉留置针,见回血后推注生理盐水,询问患者有无疼痛、胀感。

(4)连接高压注射管路,试推注射水,观察患者穿刺部位有无疼痛、肿胀、皮肤发红。

(5)推注对比剂时严密观察患者的反应和生命体征变化,发现异常立刻停止注射。

(6)检查完毕,分离高压注射管道。

3.检查后的观察

检查后嘱患者休息 15～30 分钟,无任何不适方可拔除留置针,按压 5～10 分钟。

五、小儿 CT 检查护理要点

(一)小儿 CT 普通检查护理要点

(1)评估患儿面色、体温、呼吸、脉搏、皮肤等情况。询问患儿用药史、过敏史,目前小便情况,有无恶心、呕吐,了解相关检查情况。

(2)取出检查部位的金属物:需镇静的患儿在入睡前,指导或协助家属取出患儿检查部位的高密度金属物。

(3)膀胱和尿裤的准备:对配合的患儿,腹部扫描若无禁忌,检查前根据年龄大小适量饮水,泌尿系统扫描前尽量饮水使膀胱充盈,充盈后及时安排检查;其他部位检查尽量先排小便;对不配合的患儿事先穿好尿裤。

(4)选择性地进行屏气训练:对配合的患儿进行屏气训练,方法与成人相同,不配合的患儿处于睡眠状态或平静呼吸即可。

(5)腹部 CT 检查前 1 周不服用重金属药物,如 1 周内做过胃肠道钡剂造影者,则于检查前先行腹部透视,确认腹腔内有无钡剂残留。

(6)耐心解答家属和患儿的问题,告知其检查配合、注意事项、检查时间及检查流程。护士用亲切的语言呵护患儿,给予榜样激励,让其放松,务必告诉患儿检查中保持安静不动,必要时适当满足患儿的喜好,以便顺利完成检查。

(7)对确实不能配合的患儿可以在其自然睡眠后检查;对于易惊醒的患儿,必要时遵医嘱给予镇静药,熟睡后检查。

(8)其他参照成人普通检查护理要点。

(二)小儿 CT 增强检查护理要点

1.检查前的护理要点

(1)患儿的评估:阅读申请单,查对患儿信息、检查目的、检查部位,测患儿体重,监测患儿生命体征,评估病情,筛查高危人群。

(2)健康宣教及心理护理:给家属及患儿说明检查要求及风险,告知其注射对比剂瞬间可能有一过性发热、口腔金属异味等正常反应和恶心、呕吐等异常反应。重点告知家属镇静的目的、方法、重要性及配合技巧。

(3)合理水化:增强检查前 4 小时内根据病情及患儿年龄大小给予合理水化。但需镇静或麻醉的患儿检查前要禁食、禁水 6~8 小时。

(4)知情同意:由患儿家属或者监护人签署碘对比剂使用知情同意书。

(5)选择血管:选择直径较粗的头皮静脉和外周静脉,必要时选择颈外静脉,置入适宜的留置针,妥善固定,肘部穿刺时防止弯曲。

(6)患儿镇静:对新生儿、婴幼儿、多动症及弱智儿童,在进行检查前均应进行镇静及制动,遵医嘱口服10%水合氯醛或肌内注射镇静药。对入睡特别困难的患儿,必要时在监测麻醉下进行检查。

(7)环境准备:调节室温(22~24 ℃),光线调暗,防止患儿因受凉和强光刺激而惊醒。

(8)其他参照成人增强检查前的护理要点。

2.检查中的护理要点

(1)体位摆放:动作轻柔,对监测麻醉的患儿,去枕平卧,肩下垫一小薄枕,头偏向一侧,保持呼吸道通畅;一般小儿采取平卧位,根据检查要求放置手的位置,注意体位摆放和管道长度,避免移床过程中高压管道打折或牵拉导致留置针脱出。适当固定患儿肢体,避免检查期间突然出现不自主运动造成检查失败。

(2)防止坠床:必要时由家属或工作人员陪护在旁,防止坠床。

(3)做好患儿及其家属的辐射防护。

(4)密切观察病情:对监测麻醉的患儿进行心电监护,密切观察其脸色、唇色、生命体征及血氧饱和度变化,常规低流量吸氧。

(5)对配合的患儿用通俗易懂的语言告知其检查时一定保持安静不动。

(6)防止对比剂渗漏:注射对比剂前手动注入生理盐水2~5 mL,观察患儿穿刺部位有无疼痛、红、肿现象,患儿有无因疼痛引起肢体回缩,确保留置针安全无渗漏方可高压注入对比剂。注药时严格控制流速、压力和流量。对睡眠患儿检查期间同时固定好非检查部位,以免推药时患儿突然惊醒、躁动导致检查失败。检查时患儿若出现异常情况,立即停止推药,及时处理要点。

(7)其他参照成人增强检查中的护理。

3.检查后的护理要点

(1)患儿监测:检查结束后将患儿抱入观察室观察30分钟,对使用镇静药或监测麻醉的患儿,密切观察其睡眠深度、面色、呼吸、脉搏等情况,必要时延长观察时间。拔针前应仔细观察并询问患儿有何不适,如发现皮疹、打喷嚏、流泪、眼结膜充血等症状应推迟拔针时间,对症处理。

(2)对患儿的良好表现给予口头表扬或奖励。

(3)避免门诊患儿"带针"离院引起并发症,住院患儿要带针回病房的,向患儿及其家属强调注意事项,并贴上穿刺时间和穿刺护士的标识。

(4)拔针后,嘱咐家属用棉球轻压穿刺处3~5分钟,防止穿刺处渗血。按压应以穿刺点为直径1~3 cm的范围,按压时应固定,不可来回揉搓。

（5）指导家属给患儿合理水化,促进对比剂排泄。

（6）对个别检查未成功者,告知家属后与临床医师沟通,确定是否需要重新预约检查。

（7）其他参照成人增强检查后的护理要点。

(三)儿童先天性复杂型心脏病及血管畸形检查护理要点

1.检查前的准备要点

（1）病情评估:护士阅读申请单,查对患儿信息、测患儿体重、监测患儿生命体征;评估患儿的心理状态、活动耐力、生长发育、生命体征、有无发绀及发绀程度、有无心力衰竭表现(杵状指、蹲踞现象、缺氧发作等)、有无呼吸道感染、吃奶中断,以及用药史、过敏史、配合能力等。

（2）健康宣教及心理护理:由于先天性复杂型心脏病本身疾病的特点,给家属及患儿说明检查的风险及要求,告知其注射对比剂瞬间可能有一过性发热、口腔金属异味等正常反应和恶心、呕吐等异常反应。重点告知家属镇静的目的、方法、重要性及配合技巧。

（3）合理水化:增强检查前 4 小时内根据病情及患儿年龄大小给予合理水化。需镇静或麻醉的患儿,检查前要禁食、禁水 6～8 小时。

（4）由家属或监护人签署碘对比剂使用知情同意书。

（5）选择穿刺血管:静脉穿刺前采取坐位确定血管,穿刺时再平卧,助手固定患儿后进行静脉穿刺,尽量避免用力按压患儿以免哭闹而出现缺氧加重症状,尤其是颈外静脉穿刺时要特别注意,固定敷贴的同时观察患儿病情变化,若出现呼吸困难立即抬高肩背部半卧、氧气吸入,缓解缺氧症状,同时通知医师进一步处理。

（6）其他参照小儿、成人增强检查前的护理要点。

2.检查中的护理要点

（1）体位摆放:动作轻柔,对监测麻醉的患儿,去枕平卧,肩下垫一小薄枕,头偏向一侧,保持呼吸道通畅;一般小儿采取平卧位,根据检查要求放置手的位置,注意体位的摆放和管道的长度,避免移床过程中高压管道打折或牵拉导致留置针脱出。适当固定患儿肢体,避免检查期间突然不自主运动造成检查失败。

（2）必要时由家属或工作人员陪护在旁以防坠床,做好患儿及其家属的辐射防护。

（3）密切观察病情:持续心电监护,密切观察其脸色、唇色、生命体征及血氧饱和度等变化,有无呕吐、躁动等情况,若出现紧急情况,立即停止扫描进行抢救,常规低流量吸氧。

(4)其他参照小儿、成人增强检查中的护理要点。

3.检查后的护理要点

参照小儿、成人CT增强检查后的护理要点。

(四)儿童支气管异物CT检查护理要点

(1)患儿评估:护士阅读申请单,查对患儿信息,评估患儿呼吸及配合情况,有无窒息危险。喉部异物患儿可出现喉痛、声音嘶哑、强烈咳嗽、呼吸困难、喉痉挛等症状,较大的异物可立即发生窒息。气管、支气管异物患儿的最初症状为痉挛性咳嗽伴有呼吸困难。

(2)开启绿色通道,快速安排检查。

(3)确定氧气装置、简易呼吸器、吸痰器等急救器材和药品处于备用状态。

(4)观察患儿呼吸情况,保持患儿安静,避免哭闹引起异物移位增加耗氧量。必要时遵医嘱使用镇静药,忌用吗啡、哌替啶等抑制呼吸的药物。

(5)必要时给予氧气吸入,如呼吸困难加重,应立即加大氧流量至5~6 mL/min。将患儿侧卧轻拍背部,同时派人通知医师采取对症措施。

(6)去除患儿颈、胸部的金属物。

(7)由家属或医师陪同检查。

(8)待患儿安静或入睡时及时安排检查。

(9)必要时检查过程中可实施急救措施。①拍背法:让患儿趴在救护者膝盖上,头朝下,托其胸,拍其背部,使患儿咳出异物,也可将患儿倒提离地拍背。②催吐法:对略靠近喉部的气管异物,可用匙臂、压舌板或手指刺激咽喉部,引起呕吐反射,将异物呕出。③拍挤胃部法:即海姆利希手法。对较大患儿,救护者站在患儿身后两手臂挟住儿童,一手握拳,另一手搭在握拳的手上,放在脐与胸骨剑突之间,有节奏地使劲往内上方推压,使横膈抬起,压后放松,重复而有节奏进行,必要时冲击可重复7~8次,促使肺内产生强大气流逼迫异物从气管内冲出。④如果抢救过程中,患儿出现呼吸停止,应立即实施心肺复苏术。

(10)检查后尽快将结果告知临床医师,必要时协助CT医师按危急值报告流程处理。

(11)其他参照小儿CT普通检查护理要点。

(五)儿童检查的镇静护理要点

1.镇静的要求及准备

(1)按国家规定及药品使用说明书用药。

(2)建议按国际医疗卫生机构认证联合委员会标准要求进行镇静的管理规程。

(3)严格执行医院的镇静管理规范。

(4)告知家属镇静的要求、方法、必要性、注意事项、配合要点等,签署知情同意书。

(5)镇静前,在病情允许的情况下尽量限制睡眠。根据病情及平时睡眠习惯进行调整,建议限制睡眠时间为预约时间的前数小时。一般 1 岁以内 2～4 小时、1～3 岁 4～6 小时、4 岁以上 6～8 小时;年长儿晚睡早起,白天限制睡眠再适当活动让其疲倦,检查前按照工作人员安排的时间使用镇静药,熟睡后再接受检查。

(6)遵医嘱使用 10%水合氯醛口服或灌肠,按体重计算,常规用量每次为 0.5 mL/kg,一般婴幼儿不超过 12 mL,口服时可加等量糖浆稀释以改善口感;苯巴比妥钠肌内注射,按体重计算,常规用量每次为 5 mg/kg,一般不超过 100 mg;必要时静脉用药镇静。新生儿禁用地西泮,以免抑制呼吸。对上述方法镇静效果不佳的患儿可请麻醉科进行监测麻醉,由医师陪同检查。

(7)仔细询问患儿镇静前的用药情况,严格执行查对制度,遵医嘱用药。

(8)小剂量液体药物,应精确量取,确保剂量准确,避免超量致中毒或剂量不足影响疗效。

(9)可用吸管、去针头的注射器、小药匙喂药,尽量选择喂药器。

2.镇静的操作方法

(1)若用小药匙喂药,则从婴儿口角处顺口颊方向慢慢喂入,待药液咽下后,才将药匙拿开,以防婴儿将药液吐出。可用拇指和示指轻捏患儿双颊,使之下咽。注意不要让患儿完全平卧或在其睡眠、哽咽时喂药,喂药时可抱起或抬高患儿头部,以防呛咳。婴儿喂药前 1 小时左右不要喂奶,避免因服药呕吐引起误吸。不要将药液混于奶中哺喂,可在喂药 5～10 分钟后适量饮水进食,再熟睡。

(2)用 10%水合氯醛灌肠时,患儿取左侧卧位,垫高臀部,润滑肛管(或使用一次性吸痰管)前端,将肛管从肛门轻轻插入 7 cm 左右,缓慢推药,轻轻拔出肛管,指导家属轻轻夹紧患儿两臀。尽量保留药液 30 分钟左右。

(3)肌内注射镇静时,对不配合、哭闹挣扎的婴幼儿,可采取"三快"的注射方法,即进针快、注药快、拔针快,缩短时间,防止发生意外。

(4)静脉推注镇静药时速度要慢。

(5)密切观察用药后的效果及病情变化,做好记录。

(六)儿童 CT 增强检查留置针操作要点

1.常规准备及穿刺

(1)全面评估血管状况。

(2)根据检查要求确定穿刺部位。

(3)根据对比剂的浓度及推注的速度,尽量选择粗直且弹性好的血管,避免选择前额靠近面部的血管,防止对比剂渗漏,避免造成皮下组织肿胀、疼痛,甚至溃烂、坏死等情况。

(4)根据检查部位、注射对比剂总量、推注速度及血管情况选择合适的密闭式静脉留置针,如 20 G、22 G、24 G。

(5)尽量一次穿刺成功,避免同一部位反复穿刺。

(6)胶布和敷贴妥善固定。

(7)试推生理盐水检查,确定穿刺成功。

(8)向家属交代注意事项。

2.对于肥胖、躁动、放射治疗、化学治疗、久病等特殊患儿的准备及穿刺

(1)高度重视,耐心反复评估。

(2)避免盲目穿刺。

(3)助手固定患儿体位,配合穿刺。

(4)必要时先选择血管再镇静,待患儿较安静或入睡前再穿刺;一般情况先建立静脉留置针再镇静,防止个别患儿镇静后留置针安置困难而镇静药半衰期已过,影响检查。

(5)常规部位无法穿刺时再选择颈外静脉,头颈部检查除外。

3.特殊静脉通道的使用注意事项

(1)禁止使用外周中心静脉导管通道。

(2)慎用临床带来的留置针通道,评估穿刺时间、留置针型号是否合适,检查局部有无肿胀、皮肤颜色有无异常。留置针安置时间超过 24 小时的尽量不用。

(3)颈外静脉穿刺时哭闹、呼吸困难的患儿不要用力按压其头部,严密观察病情,防止颈椎骨折和呼吸困难。护士在检查单上粘贴醒目标识,提示技师调整注射剂量、速度和扫描时间。

(4)可以使用深静脉通道,如颈静脉、股静脉,但必须严格执行无菌操作,试推生理盐水观察确认深静脉是否通畅,检查后按要求冲管、封管。并应粘贴醒目标识,提示技师调整注射剂量、速度和扫描时间。

4.哭闹躁动患儿留置针的穿刺方法

(1)穿刺用物备齐,先选好血管,扎止血带的时间控制在 30 秒以内。

(2)穿刺时可用玩具或物品逗乐患儿,需多个助手协助固定患儿身体及穿刺部位。

(3)不同部位的固定方法:①穿刺头皮时穿刺者左手大拇指和示指固定穿刺点前后皮肤。②穿刺颈部时穿刺者左手固定好穿刺侧颞部及下颌。③穿刺四肢,如穿刺手背时,穿刺者左手握住患儿 5 个手指,并绷紧穿刺点靠近远心端皮肤。另一手持针在静脉走向最明显处后退 2～5 mm 进针,见回血后降低穿刺角度 10°～15°,将留置针继续沿血管方向推进 1～2 mm,此时停止进针,将针芯后退 3～4 mm,右手持留置针顺势将导管和针芯同时推入血管,见回血正常,将针芯全部退出,助手固定好患儿,防止躁动时留置针脱出,敷贴妥善固定。

(4)对循环较差的患儿可用生理盐水注射器抽回血及导管内空气,回血良好者推生理盐水,检查并保留留置针。

5.留置针的加强固定和保护

(1)皮肤准备:穿刺前对出汗多的患儿擦干其局部皮肤,消毒待干,避免敷贴不牢。

(2)胶布加强固定:敷贴固定后,外加胶布与血管走行方向垂直固定。对于四肢穿刺者,可用胶布螺旋方式加强固定敷贴和留置针,不宜过紧,注意观察指端血循环。注意固定好导管座,避免前端导管轻,而导管座和延长管较重而导致导管滑出,最后用胶布固定好延长管。

(3)检查前留置针的观察和保护:告知家属静脉留置针留置期间的注意事项,避免摩擦或意外拔管,穿刺侧肢体制动,穿刺局部保持干燥;若敷贴松脱、潮湿或留置针脱出应及时告诉护士。使用口服、灌肠、肌内注射镇静药时患儿常哭闹躁动,注意保护,镇静后再注意检查留置针是否完好,有异常及早重新穿刺。

(4)检查中的固定:摆好体位,按检查要求将手放在舒适的位置,保持穿刺处血管平直,不要弯曲打折,将高压连接管妥善固定,保持足够的长度,避免牵拉导致留置针脱出。

6.穿刺困难患儿的应急处理方法

对穿刺特别困难的患儿,多与家属沟通,请有经验的护士穿刺,若两次穿刺失败,患儿休息后再请下一位护士操作,避免一人反复多次穿刺。若仍未成功,邀请儿科护士穿刺。必要时根据病情调整预约时间,待休息调整、进食、改善循环后再行穿刺检查。

六、CT 检查中各种引流管护理要点

(一)头部引流管患者 CT 检查护理要点

(1)CT 室护士了解、询问引流管的种类。

(2)评估患者引流管放置的位置(高度)是否恰当。

(3)脑室引流管:搬运患者至检查床时脑室引流管口应高出脑室平面 10～15 cm,避免引流管位置过高导致引流困难或反流,引起颅内压增高;脑室引流早期要特别注意引流速度,以防引流管位置太低导致引流过快。伴有脑积水者,可因快速引出大量脑脊液使脑室塌陷,在硬脑膜与脑或颅骨内板之间产生负压吸附力,引起硬脑膜下血肿或硬脑膜外血肿。脑室系统肿瘤者,可因一侧脑室的突然减压,使脑室系统压力不平衡,引起肿瘤内出血。颅后窝占位性病变者,可因幕上压力突然减低,诱发小脑中央叶向上疝入小脑幕切迹。适当限制患者头部的活动范围,避免引流管受压、牵拉、扭曲、成角、折叠、脱落。在医师允许情况下,搬运患者前先关闭引流管,检查后放回原处再开放,观察引流液的颜色和量。

(4)血肿腔(或瘤腔)引流管:安放血肿腔引流管的目的是排空残留的血性液体或血凝块。引流管应低于创腔 10～15 cm 并妥善固定,保持引流通畅,引流管不可受压、扭曲,以防引流管滑脱。引流管位置过高会导致引流困难或引流液倒流而诱发感染;引流管位置过低会导致注入血肿的生理盐水和尿激酶引流过快,有再次形成血肿的可能。在医师允许的条件下,搬运患者前先关闭引流管,检查后放回原处再开放,观察引流液的颜色和量。

(5)脓腔引流管:安放脓腔引流管的目的是术后继续引流脓液,进行腔内注药冲洗。引流管放置于低位,距脓腔至少 30 cm 并妥善固定,保持引流通畅,引流管不可受压、扭曲,防止引流管滑脱。对腔内注药冲洗夹闭的引流管不要随意开放。引流管位置过高达不到引流目的,甚至加重感染。在医师允许情况下搬运患者前先关闭引流管,检查后放回原处再开放,观察引流液的颜色和量。

(二)胃肠减压患者 CT 检查护理要点

(1)管道的评估:检查前重点查看患者胃管留置的情况,胃管负压引流是否通畅,引流液的颜色、性质及量,防止胃管扭曲、受压、脱落。

(2)正确摆放体位:负压引流装置妥善放置,不可过高或过低。

(3)安置胃管的患者检查前禁饮水。

(4)在医师允许的情况下,搬运患者前先关闭引流管,检查后放回原处再开放。

(三)胸腔闭式引流患者 CT 检查护理要点

1.管道的评估

检查前重点查看患者引流装置是否密闭及引流管有无脱落,水封瓶长玻璃管没入水中 3～4 cm,并始终保持直立,并观察引流管水柱波动(4～6 cm)情况。引流瓶应低于胸壁引流口 60～100 cm,观察引流液的颜色、性质及量。

2.呼吸训练

指导患者吸气、屏气,以不引起胸部疼痛为宜。特殊患者无法吸气、屏气时可直接扫描。

3.正确摆放体位

搬动患者时需双重夹闭引流管,以防空气进入,检查后放回原处再开放。头下垫一软枕尽量抬高,妥善放置引流瓶,防止引流管扭曲、受压、牵拉、脱落。

4.应急处理

如搬动患者时导致引流管连接处脱落或引流瓶损坏,应立即双钳夹闭胸壁引流管,通知临床医师更换引流装置;若引流管从胸腔滑脱,立即用手捏闭伤口处的皮肤,消毒处理后,用无菌纱布或凡士林纱布封闭伤口,并协助医师做进一步处理,上报护理不良事件平台。

5.其他

检查中严密观察患者的病情变化。

(四)T 型管引流患者 CT 检查护理要点

1.T 型管的评估

检查前重点评估患者 T 型管引流的情况,观察胆汁的量、颜色、性质,管道有无折叠等。

2.呼吸训练

指导患者吸气、屏气,以不引起腹部疼痛为宜。特殊患者无法吸气、屏气时可直接扫描。

3.正确摆放体位

搬动患者时引流管应低于腋中线,站立或活动时不可高于腹部引流口平面,防止引流液反流。在医师允许的条件下,搬运患者前先关闭引流管,检查后放回原处再开放,观察引流液的颜色和量。

4.应急处理

如搬动患者时导致引流管连接处脱落,应立即夹闭引流管,消毒处理后再接管道。若引流管脱出,应立即消毒处理,用无菌纱布或凡士林纱布封闭伤口,并协助医师做进一步处理,并上报护理不良事件平台。

5.其他

检查中严密观察患者的病情变化。

(五)留置导尿管患者 CT 检查护理要点

(1)导尿管的评估:检查前重点查看患者导尿管留置情况,引流管是否通畅,观察尿液的颜色、性质及量。引流管的位置低于床沿,防止导尿管扭曲、受压、脱落。

(2)盆腔检查的患者检查前夹闭导尿管以充盈膀胱。

(3)在医师允许的情况下,搬运患者前先关闭导尿管,检查后放回原处再开放,观察尿液的颜色和量。

第二节　磁共振成像检查护理

一、磁共振成像(MRI)检查基本知识

(一)基本概念

1.磁共振

在恒定磁场中的核子,在相应的射频脉冲激发后,其电磁能量的吸收和释放称为磁共振。

2.序列

序列是指检查中一系列射频脉冲、梯度脉冲和信号采集按一定时序排列。常用的有自旋回波(SE)、快速自旋回波(FSE)、梯度回波(GRE)、翻转恢复序列(IR)、平面回波序列(EPI)。

3.重复时间

MRI 的信号很弱,为提高磁共振的信噪比,要求重复使用同一种脉冲序列,这个重复激发脉冲的间隔时间即称重复时间。

4.回波时间

回波时间即射频脉冲与产生回波之间的时间间隔。

5.加权像(WI)

为了评判被检测组织的各种参数,通过调节重复时间、回波时间,可以得到

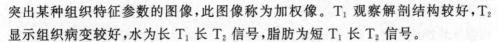

突出某种组织特征参数的图像,此图像称为加权像。T_1 观察解剖结构较好,T_2 显示组织病变较好,水为长 T_1 长 T_2 信号,脂肪为短 T_1 长 T_2 信号。

6.流空效应

心血管内的血液由于流动迅速,使发射磁共振信号的氢质子离开接受范围,而测不到磁共振信号。

7.弛豫

在射频脉冲的激发下,人体组织内的氢质子吸收能量时处于激发状态。射频脉冲终止后,处于激发状态的氢质子恢复其原始状态,这个过程称为弛豫。

8.矩阵

矩阵是磁共振图像层面内行和列的数目,也就是频率编码和相位编码方向上的像素数目。

9.视野(FOV)

FOV 是磁共振成像的实际范围,即图像区域在频率编码方向和相位编码方向的实际尺寸。在矩阵不变的情况下,FOV 越大,成像体素越大,图像层面内的空间分辨率越低。

10.信噪比

信噪比是感兴趣区内组织信号强度与噪声强度的比值。它是衡量图像质量的最主要的参数之一。所谓信号强度是指某一感兴趣区内各像素的平均值;噪声是患者、环境和磁共振系统电子设备所产生的额叶的信号。

11.对比噪声比(CNR)

磁共振图像另一个重要的质量参数是对比度,对比度是指两种组织信号强度的相对差别,差别越大则图像对比越好。在临床上对比度常用对比噪声比表示。

12.图像均匀度

图像均匀度是图像上均匀物质信号强度的偏差,偏差越大说明均匀度越低。均匀度包括信号强度的均匀度、信噪比均匀度、对比噪声比均匀度。

13.K 空间

K 空间也称傅里叶空间,是带有空间定位编码信息的磁共振信号原始数据的填充空间。

(二)成像原理

简单地说,MRI 原理大致分为以下几个过程:①人体置于磁场中,人体组织中的原子核(含奇数质子或中子,一般指氢质子)在强磁场中磁化。②梯度场给予空间定位后,射频脉冲激励特定进动频率的氢质子产生共振。③接受激励的氢质子弛豫过程中释放能量,即磁共振信号。④计算机将磁共振信号收集起来,按强度转换成黑白灰阶,按位置组成二维或三维的形态,最终组成磁共振图像。总之,MRI就是利用原子核在磁场内共振产生的信号经过重建成像的技术。

(三)MRI设备及其分类

1.MRI设备的种类

(1)根据用途分类。①临床应用型:主磁场强度在3.0 T及以下。②临床研究型:主磁场强度在3.0 T以上。

(2)按磁体类型分类:①永磁型;②常导型;③超导型;④混合型。

2.MRI设备主要组成

(1)磁体系统:由主磁体等构成,是产生信号的主体部分。

(2)梯度系统:包括梯度线圈和梯度发生系统,用于磁共振信号的空间定位。

(3)射频系统:包括射频线圈和射频发生系统,用于接收信号。

(4)计算机系统:完成数据采集、傅里叶空间、数据处理和图像显示。

(四)MRI检查技术

1.平扫

平扫是指不用对比剂的扫描。

2.增强扫描

增强扫描是指血管内注射对比剂后的扫描。其目的是提高病变组织同正常组织的对比度,根据注射对比剂后扫描方法的不同,可分为常规增强扫描、动态增强扫描、延迟增强扫描和多期增强扫描等。

3.特殊检查

(1)磁共振弥散加权成像(DWI):DWI是利用MRI观察活体组织中水分子的微观扩散运动的一种成像方法。水分子扩散快慢可用表观扩散系数(ADC)和DWI两种方式表示。ADC图是直接反映组织扩散快慢的指标,如组织中水分子扩散速度慢,ADC值低,图像呈黑色,反之亦然。DWI反映扩散信号强弱,如果扩散速度慢,去相位时信号丢失少,信号高,图像呈白色。如脑梗死的早期,由于细胞毒性水肿,扩散速度减低,ADC值低,在ADC图上呈黑色,但这时DWI信号是高的。

(2)磁共振灌注成像(PWI):PWI是用来反映组织微循环分布及其血流灌注情况,评估局部组织活动力和功能的MRI检查技术。目前PWI主要用于脑梗死的早期诊断,心、肝和肾功能灌注及良、恶性肿瘤鉴别诊断等方面。

（3）脑功能成像（fMRI）：脑功能成像是一种利用 MRI 研究活体脑神经细胞活动状态的检查技术。它主要借助超快速 MRI 扫描技术，测量人脑在思维、视觉、听觉或肢体活动时，相应脑组织局部灌注状态的变化，并将这些变化显示于 MRI 图像上。

（4）磁共振波谱成像（MRS）：MRS 是利用 MRI 中的化学位移来测定分子组成及空间构型的一种检测方法。目前 MRS 常用原子核有 ^{1}H、^{31}P、^{23}Na、^{13}C、^{19}F 等，其中以 ^{1}H、^{31}P 的应用为多。^{1}H MRS 对颅内肿瘤、癫痫等定性有帮助。

（5）磁敏感加权成像（SWI）：Siemens 机型称为 SWI，在 GE 机型称为重 T_2 加权血管成像（SWAN T_2），是检测不同类型脑出血（包括微出血）的敏感序列。最早可显示症状出现后 2 小时以内的出血，最小可显示直径为 2～5 mm 的微出血。

（6）神经 3D 薄层扫描：临床常用于三叉、面、听、臂丛及腰丛神经成像。

（7）磁共振血管成像：有两种血管成像的模式，一是时间飞越法（TOF），二是相位对比法（PC）。前者通过血流的质子群与静止组织之间的纵向矢量变化来成像，后者通过相位对比变化而区别周围静止组织，突出重建血管图像。目前 TOF 法临床应用较广泛。

（8）磁共振水成像：根据 T_2WI 图像，可以抑制其他的组织，只显示流速慢或停滞的液体，这一技术可做脑室成像、胆道成像、尿路成像、内听道等。

4.体位设计

受检体位设计及定位（不同机型略有差异且可由扫描参数设计者按需调整，以下阐述均以西门子 Aera1.5T 为例）参见表 3-1。

表 3-1　受检体位设计及定位

检查部位	适应证	体位设计	定位线
颅脑、眼眶、垂体	①颅内相关疾病；②眼眶及相关疾病；③垂体及鞍区相关疾病	仰卧位，头部置于头线圈中，头部摆正，闭眼，双手置于身体两侧，不得交叉，双足分开也不得交叉，放上头部线圈	置于眉心处
颈部软组织	①颈部软组织病变；②炎症；③结核；④颈部淋巴结疾病；⑤肿瘤等	仰卧位，头部置于头线圈中，头部摆正，闭眼，双手置于身体两侧，不得交叉，双足分开也不得交叉，盖上颈椎/颈部线圈并嘱患者检查过程中不得做吞咽动作	置于下颌处
颈椎	①颈椎病；②颈椎外伤；③颈段脊髓病变；④颈椎肿瘤	仰卧位，头摆正并置于颈椎线圈内，使人体正中矢状面与检查床正中线在同一平面上，双手平放于身体两侧，盖上颈椎/颈部线圈并嘱患者检查过程中不得做吞咽动作	置于下颌处

检查部位	适应证	体位设计	定位线
胸椎	①胸椎病;②胸椎外伤;③胸段脊髓病变;④胸椎肿瘤	仰卧位,头摆正,身体置于胸椎线圈内,使人体正中矢状面与检查床正中线在同一平面上,双手平放于身体两侧	置于锁骨处
腰椎	①腰椎病;②腰椎外伤;③腰段脊髓病变;④腰椎肿瘤	仰卧位,头摆正,身体置于腰椎线圈内,使人体正中矢状面与检查床正中线在同一平面上,双手平放于身体两侧	置于脐上2 cm处
全脊柱	①颈段病变;②胸段病变;③腰段病变;④骶尾椎病变等	仰卧位,头摆正,身体置于脊柱线圈内,使人体正中矢状面与检查床正中线在同一平面上,双手平放于身体两侧,注意身体不得倾斜,盖上颈椎/颈部线圈	置于锁骨处
胸部	①纵隔病变;②肺弥散性病变;③肺占位性病变;④胸部外伤等	仰卧位,使人体正中矢状面与检查床正中线在同一平面上,双手平放于身体两侧,并放上线圈,使线圈长轴与人体正中矢状面平行	置于胸骨柄与剑突连线中点
乳腺	①乳腺增生;②乳腺置入物;③乳腺炎;④乳腺肿瘤等	俯卧位,置于乳腺专用线圈上,人体正中矢状面与线圈及检查床正中线在同一平面上,双手平行前伸,双乳自然悬垂于乳腺线圈的孔洞内,使之充分舒展,并使患者处于最佳舒适状态	置于两乳头的连线处
上腹部	①肝癌、肝转移癌;②肝血管瘤;③肝囊肿、肝脓肿;④胆囊炎、胆囊结石、胆囊憩室;⑤脂肪肝;⑥外伤性肝疾病;⑦其他上腹部良、恶性疾病等	仰卧位,身体长轴与床面长轴一致,足或头先进,双臂上举过头或置于身体两侧,双膝后方垫坡垫。放上体线圈并固定	置于剑突处
肾	①肾良、恶性肿瘤;②肾囊肿、肾脓肿;③肾外伤性疾病;④其他肾相关性疾病等	仰卧位,身体长轴与床面长轴一致,足或头先进,双臂上举过头或置于身体两侧,双膝后方垫坡垫。放上体线圈并固定	置于肚脐处
盆腔	①宫颈癌;②子宫肌瘤;③卵巢囊肿、卵巢肿瘤;④直肠肿瘤;⑤其他盆腔肿瘤、炎症、转移癌等	仰卧位,身体长轴与床面长轴一致,足或头先进,双臂上举过头或置于身体两侧。放上体线圈并固定	置于耻骨联合上缘连线处

续表

检查部位	适应证	体位设计	定位线
肩关节	①肩关节损伤;②肩关节炎症、肿瘤等	仰卧位,患侧上臂置于身体一侧,手掌掌心向上或拇指向上	置于肱骨头处
肘关节	①肘关节损伤;②肘关节炎症、肿瘤等	一般采用仰卧位,患侧肘关节置于身体一侧。若受检者体型较大,可采用俯卧位,肘关节上举过头。使用软垫将患者上肢和身体垫平,使其处于舒适状态	置于肘关节正中
腕关节	①腕关节损伤;②腕关节炎症、肿瘤等	一般采用仰卧位,患侧前臂置于身体一侧。若受检者体型较大,可采用俯卧位,腕关节上举过头。使用软垫将患者上肢和身体垫平,使其处于舒适状态	置于腕关节正中
髋关节	①髋关节损伤;②髋关节炎症、肿瘤等	仰卧位,两髋关节尽量保持对称,双足内旋,用各种辅助固定装置帮助患者保持不动	置于股骨头处
膝关节	①膝关节损伤;②膝关节炎症、肿瘤等	①仰卧位,将患侧膝关节置于膝关节线圈内,髌骨下缘对准线圈横轴中线;②患侧足尖向上,膝关节外旋 15°～20°,利用固定装置使膝关节处于稳定舒适状态	置于髌骨下缘
踝关节	①踝关节损伤;②踝关节炎症、肿瘤等	①仰卧位,将患侧踝关节自然放松置于中立位,利用辅助固定装置使其处于稳定状态,避免产生运动伪影;②将踝关节置于线圈中心后送入磁场中心	置于踝关节中心处

(五)MRI 检查优缺点

1.MRI 检查的优点

(1)具有较高的软组织分辨力,可以清楚地分辨软组织病变。

(2)MRI 能进行任意方位断层扫描,定位准确,方便进行解剖结构或病变的立体定位。

(3)MRI 无电离辐射。

(4)MRI 能多参数成像和多序列成像,提供更多信息,有利于病变的显示及定性。可用于人体各系统的检查。

(5)无骨性伪影的干扰,不易漏诊。

(6)无须对比剂即可进行心脏和大血管成像,可测量血液流速和流量。

(7)MRI 可同时进行形态和功能检查。

（8）MRI能进行分子和基因水平的检查。

2.MRI检查的缺点

（1）检查时间长，容易产生运动伪影。

（2）钙化显示不佳。

（3）骨性结构显示相对较差。

（4）伪影相对较多。

（5）信号变化解释相对复杂，病变定性仍有困难。

（6）禁忌证相对较多。急诊、危重患者不能做MRI检查，监护仪和急救装置不能带入磁共振机房，体内有金属置入物的患者慎用，安装有心脏起搏器的患者禁止做MRI检查。

(六)MRI检查适应证和禁忌证

MRI已越来越广泛地应用于临床各系统的检查治疗中，MRI检查的适应证、禁忌证叙述如下。

1.MRI检查的适应证

（1）头颅疾病：MRI对脑部疾病的显示和诊断优于CT。头颅外伤的诊断MRI不及CT敏感，MRI难以发现新鲜出血，不能显示外伤性蛛网膜下腔出血。

（2）脊柱和脊髓疾病：MRI是脊柱和脊髓疾病的首选检查方法。其定位、定性诊断的准确率优于螺旋CT。

（3）头颈、颌面部疾病：尤其适用于头颈部肿瘤和肿瘤样病变的诊断与鉴别诊断，是鼻咽癌、喉癌的首选影像学检查方法，在诊断口咽部肿瘤方面较其他检查方法具有明显的优势。

（4）胸部疾病：肺部病变首选CT，但肺门病变、胸膜病变、邻近纵隔和胸壁的肺病变可选用MRI。MRI是诊断纵隔肿瘤及肿瘤样病变的首选检查方法，也是诊断乳腺疾病的重要方法。

（5）心脏、大血管疾病：MRI在心脏、大血管疾病检查中独具优势，心脏、大血管病变首选MRI检查。MRI诊断心肌梗死、心肌病、瓣膜病、心包病变、先天性心脏病及心脏肿瘤等，优于其他影像学检查方法。MRI还可用于心功能的评价。

（6）腹部和盆腔疾病：腹部和盆腔器官是MRI检查的优势部位。对于胆囊结石，MRI呈低信号或无信号，MRI检查应与B超、螺旋CT扫描综合应用，取长补短；多数情况下，对胰腺病变的诊断，MRI不及螺旋CT；MRI对肝铁质沉积症有诊断价值，是子宫、前列腺病变的首选影像学检查方法。

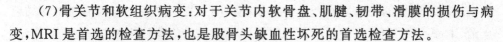

(7)骨关节和软组织病变:对于关节内软骨盘、肌腱、韧带、滑膜的损伤与病变,MRI是首选的检查方法,也是股骨头缺血性坏死的首选检查方法。

2.MRI检查的禁忌证

(1)绝对禁忌证:①安装有心脏起搏器者。②安装有神经刺激器者。③体内存有金属动脉瘤夹者。④眼球内有金属物者。⑤高热者。

(2)相对禁忌证:①体内有金属物(义齿、节育环、金属置入物等)者。②昏迷、神志不清、精神异常、易发癫痫或心脏骤停者。③严重外伤患者、幽闭症患者、幼儿及不配合的受检查者应慎重扫描。④孕妇和婴儿应征得医师同意再进行相关扫描。

(七)MRI检查体内置入物的安全管理

1.体内置入物的安全性

常见的体内置入物包括动脉夹、人工瓣膜、人工血管、静脉滤器、心脏起搏器、人工耳蜗、置入性药物泵、人工关节等。一般来讲,体内置有铁磁性置入物的患者是不适合接受MRI检查的。这是因为MRI系统对体内置入物可能造成以下几方面的影响:①体内置入物受磁场作用位置发生变化;②电子置入物因射频场的干扰而发生功能紊乱甚至失灵;③扫描过程中梯度的感应电流可使置入物发热。这些情况可能给患者造成严重伤害,如脑出血、组织拉伤或灼伤等。目前许多人工置入物是利用非磁性不锈钢或钛合金材料制成的,可以进行MRI,但也可能会使图像产生严重的金属伪影。

对于弱磁性置入物(如某些支架、螺旋圈、滤器、房室间隔缺损闭塞物、动脉导管未闭闭塞物等),患者有必要在置入术后6～8周再进行MRI检查。因为某些弱磁性置入物在术后6～8周会被肉芽组织或瘢痕组织包绕,牢固地嵌入周围组织中,使置入物不至于在MRI环境中发生危险。对于牢固固定的弱铁磁性置入物(如骨螺丝),可在置入术后不久就进行MRI检查。有关置入物术后MRI检查的推荐时间一般可以在其标签或说明书中找到。值得一提的是,以前有关体内置入物安全方面的研究主要是针对1.5 T或更低场强的磁共振系统,最近的研究显示一些金属置入物在1.5 T磁体内为弱磁性,而在3.0 T磁体内则可能表现为强磁性。因此,在决定为体内带有这些置入物的患者做3.0 T磁共振检查之前,有必要对置入物进行体外实验以确定是否具有潜在的危险性。

现将部分产品关于MRI检查提示的说明叙述如下。血管支架(用于髂动脉和股动脉中)、下腔静脉滤器(用于腔静脉)、雅培药物洗脱冠脉支架系统、弹簧圈系统(MCS)周围支架系统、上海冠脉西罗莫司洗脱钴基合金支架系统适用于磁共振环境。库克的腔静脉支架及导引系统说明书提示支架在牢固的与身体结合之前,不能进行 MRI 检查。山东吉威的爱克塞尔药物涂层支架系统(西罗莫司)提示,在对患者行支架置入术后到支架完全内皮化之前(一般需 8 周),请勿对患者进行 MRI 检查。I.T.S.GmbH公司制造的钢制内置物禁止行 MRI 检查,因磁场作用可能会导致支架的变形和移位,内皮化后可降低支架变形或移位的可能性及程度。

2.体内金属置入物在 MRI 检查时的危险影响因素

体内金属置入物在 MRI 检查时的危险影响因素包括磁场强度、置入物的磁敏感性、置入物的质量、置入物的几何形状、置入物的位置与方位、保护机制的存在、置入物在体内存留的时间。尤其重要的是评估金属置入物是否在身体潜在的危险部位,如血管、中枢神经、眼内等,这些异物在强大的磁场下可能移位,从而可能导致严重损伤。

3.体内金属置入物筛选

对于患者体内是否存在金属物或对于已存在的金属物是否可以进行 MRI 检查,均需在检查前进行全面的筛查与评价。参与筛查的对象是进入磁体间医师、技师、护士、患者和家属,当然患者是筛查的重点对象。要求 MRI 工作人员严格询问患者(家属)病史(手术史、外伤史、介入治疗史)、置入时间、置入物名称和品牌等,确定患者是否可以进行 MRI 检查。对于危险部位的金属物,必要时推荐使用 X 线平片摄影检测其体内的金属物。

(八)MRI 检查环境中患者的监护

1.监护对象

MRI 检查时,应对以下患者进行监护:危重与高危者、心肺功能不全者、新生儿和儿童、高龄患者、沟通障碍者、镇静和麻醉者、增强检查可能会出现并发症者。

2.监测设备

常规的监测设备和辅助装置多带有铁磁性材料或导体材料,不能进入磁体间。MRI 室必须配备与 MRI 环境兼容的临床监测设备和辅助装置。如正确使用匹配的心电门控、呼吸门控,配制 MRI 专用呼吸机、MRI 专用指夹式脉搏血氧仪和心电监护设备,MRI 检查室的医务人员必须熟悉其操作方法。

3.监测内容

根据患者的具体情况实施重点监护。如镇静治疗、心肺功能不全、高龄的患者,必须严格监测其呼吸频率、睡眠呼吸暂停和血氧饱和度。监测麻醉的患者则需要监测多种生理学参数。颅内高压或后组脑神经损伤患者检查时,应防止其呕吐而发生窒息的危险。监测婴儿有无溢乳或发生误吸的危险。

二、MRI检查护理要点

(一)MRI普通检查护理要点

1.检查前的护理要点

(1)患者预约:患者凭检查信息通过通信系统进行预约、登记确认。正确留取患者身高、体重,并记录在申请单上。

(2)分检:护士或登记员根据检查信息进行分检,指导患者到相应地点等待检查。

(3)评估核对:护士仔细阅读检查申请单,核对患者信息(姓名、性别、年龄、检查部位等),详细询问病史,明确检查目的和要求;评估患者病情,确认患者信息、检查部位、检查方式的正确;对检查目的要求不清的申请单,应与临床申请医师核准确认。

(4)风险筛查:确认受检者无MRI检查绝对禁忌证,患者进入机房前需将身上一切金属物摘除,包括义齿、钥匙、手表、手机、发夹、金属纽扣,以及磁性物质和电子器件。安置有金属节育环的盆腔受检者,应嘱其取环后再行检查;由于某些化妆品含有微量金属,必要时检查之前卸妆。

(5)消化道准备:腹部脏器检查者于检查前6~8小时禁食、禁水;做盆腔检查者禁止排尿(膀胱内保持少量尿液);并进行严格的呼吸训练。

(6)心理护理和健康宣教:向患者介绍检查的目的、禁忌证、适应证、注意事项、配合、环境及机器情况,过度焦虑紧张者可由家属陪同(筛查其有无焦虑症、恐惧症等)。告知患者扫描检查大概所需的时间,磁场工作时会有嘈杂声响或发热,均属正常现象,扫描过程中平静呼吸,不得随意运动,以免产生运动伪影(如吞咽动作易导致颈、胸部检查时出现运动伪影,眨眼和眼球运动易导致头颅、眼眶等检查时出现运动伪影,腹部运动过于明显易导致盆腔检查时出现运动伪影等)。告知患者若有不适,可通过话筒和工作人员联系。

(7)对于咳嗽的患者,检查前遵医嘱止咳后再安排检查。

(8)婴儿检查前0.5小时不可过多喂奶,防止检查时溢乳导致窒息的发生。需行监测麻醉者禁食、禁水4~6小时。

(9)镇静准备:对小儿、昏迷、躁动、精神异常的受检者,应在临床医师指导下适当给予镇静处理(10%水合氯醛、苯巴比妥钠、监测麻醉等)。

2.检查中的护理要点

(1)体位设计:按检查部位要求设计体位,安放线圈,指导患者保持正确的姿势,确保体位不动。严禁患者体位在体内形成回路(两手不能交叉放在一起,双手不与身体其他部位的皮肤直接接触,其他部分的裸露皮肤也不能相互接触,以免产生回路),同时患者皮肤不能直接触碰磁体内壁及各种导线,防止患者灼伤。

(2)患者沟通:再次告诉患者检查时间、设备噪声和发热现象。有特殊需要的患者给予保暖,防止患者着凉。

(3)听力保护:提供听力保护装置(比如耳塞、棉球或 MRI 专用耳麦等),保护受检者的听力。

(4)观察病情:检查中注意观察患者有无异常反应。

(5)检查结束后询问患者情况,协助其下检查床。

3.检查后的护理要点

告知患者及其家属取片与报告的时间及地点。

(二)MRI 增强检查护理要点

MRI 增强扫描可提供更多的诊断信息,可显示微小病灶,能够更清晰地分辨病灶的性质及范围,有助于明确诊断和鉴别诊断。MRI 增强扫描成功与否直接影响到疾病的诊断,患者配合的好坏是扫描成功的关键因素之一,全程有效的护理干预不但能保证患者安全,而且有利于提高图像质量和诊断效果。

1.检查前的护理要点

(1)患者预约:患者凭检查信息通过通信系统进行预约、登记确认;正确记录患者身高、体重,并记录在申请单上,便于计算注射对比剂的使用量。

(2)评估核对:护士仔细阅读检查申请单,核对患者信息(姓名、性别、年龄、检查部位、检查设备等),详细询问病史(既往史、检查史、用药史、现病史、过敏史等),明确检查目的和要求;评估患者病情,筛选高危人群;确认患者信息、检查部位、检查方式的正确;对检查目的要求不清的申清单,应与临床申请医师核准确认。

(3)心理护理和健康宣教:在常规宣教的基础上重点告知患者增强检查的目的及注意事项、合理水化的重要性、注射对比剂后可能出现的正常现象(口干、口苦、口腔金属味、全身发热、有尿意等)和不良反应(如恶心、呕吐、皮疹等),进行针对性护理,消除患者紧张、焦虑的不良情绪。

(4)必要时镇静:对小儿、昏迷、躁动、精神异常的受检者,应在临床医师指导

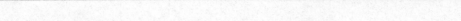

下适当给予镇静处理（10％水合氯醛、地西泮、监测麻醉等）。

（5）建立静脉通道：认真评估血管，安置 22 G 留置针；嘱患者等待中穿刺侧肢体制动，防止留置针脱出。

（6）指导患者或家属签署钆对比剂使用知情同意书。对于危重患者，原则上不做增强检查，如果有特别需要，必须由有经验的临床医师陪同。

（7）急救准备：因 MRI 设备的特殊性，应在 MRI 检查室隔壁设立抢救室，常备各种急救药品和仪器，固定放置，定期查对。护理人员应熟悉抢救药品的药理作用、常用剂量及使用方法，熟练使用抢救器械。若患者发生了对比剂不良反应，应及时对其进行抢救，并向临床医师说明发生意外不能在机房内实施抢救，必须转移到抢救室处理。

（8）其他内容参照 MRI 普通检查护理要点。

2.检查中的护理要点

（1）再次沟通：告诉患者检查时间、设备噪声、发热现象及注射对比剂后可能出现的反应，减轻患者的紧张情绪；有特殊需要的患者给予保暖，防止患者着凉。

（2）确保静脉通畅：按要求抽吸钆对比剂，连接高压注射器管道，试推注射水，做到"一看二摸三感觉四询问"；确保高压注射器、血管通畅。

（3）严密观察：注射对比剂时密切观察患者有无局部和全身症状，防止不良反应的发生，及时发现、及时处理。

（4）检查结束后询问患者情况，评估有无不适，协助患者下检查床。

（5）指导患者到观察区休息 15～30 分钟，如有不适及时告知护士。

（6）其他参照 MRI 普通检查护理要点。

3.检查后的护理要点

（1）定时巡视：准备护士定时巡视观察区，询问患者有无不适，及时发现不良反应。

（2）合理水化：MRI 对比剂的半衰期为 20～100 分钟，24 小时内约有 90％以原型在尿液中排出。若病情允许，指导患者进行水化（100 mL/h）以利于对比剂的排出，预防肾源性系统纤维化（NSF）的发生。

（3）观察 15～30 分钟患者无不适后方可拔取留置针，指导其正确按压穿刺点，无出血后方可离开观察区。

（4）告知患者回家后继续观察和水化，如有不适及时电话联系。

（5）其他参照 MRI 普通检查护理要点。

三、MRI 常见部位检查护理要点

(一)头部 MRI 检查护理要点

头部 MRI 检查包括颅脑、鞍区、内听道、眼部、鼻旁窦、鼻咽、颅底、腮腺、内耳等部位。

1.检查前的准备要点

参照 MRI 普通或增强检查护理要点。

2.检查中的护理要点

(1)线圈选择:头部专用线圈。

(2)体位设计:患者仰卧在检查床上,头先进,头置于线圈内,人体长轴与床面长轴一致,双手置于身体两旁或胸前。头颅正中矢状面尽可能与线圈纵轴保持一致,并垂直于床面。

(3)成像中心:颅脑、鞍区以眉间线位于线圈横轴中心;内听道、鼻旁窦、鼻咽、颅底、腮腺、内耳以鼻根部位于线圈横轴中心;眼部以眶间线位于线圈横轴中心。即以线圈中心为采集中心,锁定位置,并送至磁场中心。

(4)制动并保护眼部:嘱患者保持头部不动,平静呼吸,眼球检查时嘱患者闭眼,双眼球不能转动,避免产生运动伪影。对于眼睑闭合不全的患者,可用纱布遮盖患者双眼。

(5)其他参照 MRI 普通或增强检查护理要点。

3.检查后的护理要点

参照 MRI 普通或增强检查护理要点。

(二)颈部 MRI 检查护理要点

颈部 MRI 检查包括颈部软组织、颈部血管成像、喉及甲状腺等部位。

1.检查前的准备要点

参照 MRI 普通或增强检查护理要点。

2.检查中的护理要点

(1)线圈选择:颈部专用线圈。

(2)体位设计:患者仰卧在检查床上,头先进,颈部置于线圈内,人体长轴与床面长轴一致,双手置于身体两旁或胸前。头颅正中矢状面尽可能与线圈纵轴保持一致,并垂直于床面。

(3)成像中心:线圈中心对准甲状软骨,移动床面位置,使十字定位灯的纵横交点对准线圈纵横轴中点。即以线圈中心为采集中心,锁定位置,并送至磁场

中心。

（4）嘱患者保持安静，平静呼吸，尽量避免咳嗽或吞咽，以免产生伪影影响图像质量。患者确实无法控制咳嗽时，可在扫描间隙期进行动作（即机器没声音时）。

（5）其他参照 MRI 普通或增强检查护理要点。

3.检查后的护理要点

参照 MRI 普通或增强检查护理要点。

（三）胸部 MRI 检查护理要点

1.检查前的准备要点

（1）呼吸训练：正确指导患者呼吸训练，耐心解释说明屏气的重要性，使患者在实际检查过程中适应憋气扫描。

（2）其他内容参照 MRI 普通或增强检查护理要点。

2.检查中的护理要点

（1）线圈选择：体表线圈或者专用心脏线圈。

（2）体位设计：患者仰卧在检查床上，头先进，人体长轴与床面长轴一致，双手置于身体两旁。

（3）成像中心：线圈中心对准胸部中点（胸骨柄切迹与剑突连线中点和正中矢状面），移动床面位置，使十字定位灯的纵横交点对准线圈纵横轴交点对准胸部中点。即以线圈中心为采集中心，锁定位置，并送至磁场中心。

（4）呼吸控制：呼吸门控放置于呼吸幅度最大处。如呼吸幅度过大，可加用腹带捆绑以限制患者的呼吸。

（5）在检查过程中，叮嘱患者尽量避免咳嗽或吞咽。

（6）其他参照 MRI 普通或增强检查护理要点。

3.检查后的护理要点

参照 MRI 普通或增强检查护理要点。

（四）冠状动脉 MRI 检查护理要点

冠状动脉 MRI 受到心跳、呼吸等各种生理运动的影响，其成像质量与这些生理参数的控制密切相关，而患者在检查中的配合也至关重要。

1.检查前的准备要点

（1）指导呼吸训练：呼吸运动是影响呼吸导航采集率的关键因素，直接影响图像的采集速度和质量。告知患者浅慢、均匀呼吸，避免深呼吸是冠状动脉检查成功的关键环节。向患者耐心解释屏气的重要性,使患者在实际检查过程中适应憋气扫描。

(2)控制心率:心率过快引起的伪影是影响冠状动脉 MRI 的主要因素之一,适当控制心率,使心率<75 次/分有助于减轻或消除冠状动脉的运动伪影。必要时给予患者 β 受体阻滞剂(美托洛尔)口服,适当降低心率。

(3)其他参照 MRI 普通或增强检查护理要点。

2.检查中的护理要点

(1)线圈选择:体表线圈或者专用心脏线圈。

(2)体位设计:患者仰卧在检查床上,头先进,人体长轴与床面长轴一致,双手置于身体两旁。

(3)成像中心:线圈中心对准胸部中点(胸骨柄切迹与剑突连线中点和正中矢状面),移动床面位置,使十字定位灯的纵横交点对准线圈纵横轴交点对准胸部中点。即以线圈中心为采集中心,锁定位置,并送至磁场中心。

(4)安放电极:嘱患者保持体位不动,心脏检查者正确安放电极,右上电极(黄色)放在右侧锁骨中线,左上电极(绿色)放在左侧第 2 肋间,左下电极(红色)放在心尖处。告知患者在扫描过程中体表线圈和身体下矩阵线圈有发热感,属正常现象。

(5)呼吸控制:呼吸门控放置于呼吸辐度最大处。如呼吸辐度过大,可加用腹带捆绑以限制患者的呼吸。

(6)其他参照 MRI 普通或增强检查护理要点。

3.检查后的护理要点

参照 MRI 普通或增强检查护理要点。

(五)乳腺 MRI 检查护理要点

MRI 是目前诊断乳腺疾病重要的检查手段,但是由于其检查环境的特殊性、检查时间长、俯卧位,以及检查中需动态增强等因素导致患者不适而影响图像质量。因此检查前护士的准备质量、检查中患者的配合程度是检查成功与否的关键因素。

1.检查前的准备要点

(1)更换开式检查服或病员服。

(2)建立静脉通道:选择适宜的注射部位,建立静脉留置针,保持畅通。

(3)心理护理和健康教育:重点向患者说明乳腺检查的时间,俯卧位可能导致体位不舒适、胸部及面部皮肤的压迹,如有其他特殊不适,及时告诉技师。

（4）乳管内乳头状瘤的患者可有乳头溢液的现象，溢液通常是血性、暗棕色或者黄色液体，会污染内衣，在检查前协助患者用温水拭去外溢的分泌物，避免污染检查线圈，必要时在线圈内铺上治疗巾。

（5）乳腺囊性增生病主要是由于女性体内雌、孕激素比例失调，临床突出表现是乳房胀痛和肿块，疼痛与月经周期有关，在月经前疼痛加重。患者可以采用预约检查，也就是错过周期性疼痛的时间进行检查。

（6）其他参照 MRI 普通或增强检查护理要点。

2.检查中的护理要点

（1）线圈选择：乳腺专用线圈。

（2）体位设计：患者取俯卧位，将头置于专用海绵圈内，双乳自然悬垂入线圈内。双手上举或放在身体两旁，膝部、足部垫上软枕以起到支撑作用。乳腺癌及乳腺纤维腺瘤患者如疼痛感明显，采用俯卧位的同时把乳腺线圈的头侧垫高 $15°\sim30°$，以防乳腺过度受压引起疼痛，尽量让患者保持舒适的体位，嘱患者保持体位不动。

（3）成像中心：线圈中心对准双乳头连线，移动床面位置，即以线圈中心为采集中心，锁定位置，并送至磁场中心。

（4）检查中注意保护患者的隐私。

（5）对乳腺癌术后体质虚弱的患者，检查中技师与护士重点观察其呼吸情况，发现异常应及时处理。

（6）其他参照 MRI 普通或增强检查护理要点。

3.检查的后护理要点

参照 MRI 普通或增强检查护理要点。

（六）腹部 MRI 检查护理要点

腹部 MRI 检查包括肝、胰腺、肾、前列腺、女性盆腔、尿路造影。

1.检查前的准备要点

（1）消化道准备：腹部检查前需禁食、禁水 6～8 小时，尿路造影检查前 12 小时禁食、禁水，排便，禁服促进肠液分泌药物，如泻药等。

（2）正确指导呼吸训练：向患者耐心解释说明屏气重要性，训练方式为深吸气－屏气－呼气，告知患者在扫描时需数次屏气，每次吸气幅度保持一致。另外，训练患者屏气最长时间达 22 秒，使患者在实际检查过程中适应憋气扫描。对一些屏气较差的患者，可采取加腹带及捏鼻的方法，使其被动屏气，也可获得很好的效果。

(3)盆腔检查者需要憋小便使膀胱充盈以便更好地显示盆腔脏器,女性患者在盆腔 MRI 检查前需取掉节育环。

(4)其他参照 MRI 普通或增强检查护理要点。

2.检查中的护理要点

(1)线圈选择:体表线圈。

(2)体位设计:患者仰卧在检查床上,头先进,体线圈置于腹部并固定于床沿,人体长轴与床面长轴一致,双手置于身体两旁或双手上举。

(3)成像中心:肝、胰腺线圈中心对准脐与剑突连线中点,肾、肾上腺线圈中心对准脐中心,盆腔线圈中心对准脐和耻骨联合连线中点,前列腺线圈中心对准脐和耻骨联合连线下 1/3 处前列腺中点。移动床面位置,开十字定位灯,使十字定位灯的纵横交点对准脐与剑突连线中点。即以线圈中心为采集中心,锁定位置,并送至磁场中心。

(4)其他参照 MRI 普通或增强检查护理要点。

3.检查后的护理要点

参照 MRI 普通或增强检查护理要点。

(七)胰胆管水成像(MRCP)护理要点

1.检查前的准备要点

(1)消化道准备:禁食、禁水 6 小时,可使胆胰管充分扩张,管壁显示清晰。

(2)对比剂准备:检查前 15 分钟左右饮温开水 300 mL 加枸橼酸铁铵泡腾颗粒铁剂 3 g(0.6 g 1 包),或 100 mL 温开水中加入 1~2 mL 静脉用钆喷酸葡胺口服,目的在于抑制周围肠道的水信号,使十二指肠充盈良好,从而使十二指肠壶腹及乳头显示清晰,能更准确地判断该处是否存在梗阻及占位病变。

(3)减少胃肠道蠕动:必要时检查前 10~15 分钟肌内注射山莨菪碱注射液 10 mg,以减少胃肠道的蠕动,避免出现运动性伪影。

(4)呼吸训练:于检查前训练患者屏气(深吸气-屏气-呼气),告知患者在扫描时需数次屏气,每次吸气幅度保持一致。另外,训练患者屏气最长时间达 22 秒,使患者在实际检查过程中适应屏气扫描,清晰显示胰胆管的结构及十二指肠的形态。向患者耐心说明屏气的重要性,如屏气不成功,会影响图像质量与诊断。

(5)必要时镇静或镇痛:胆胰疾病的患者伴有不同程度的疼痛,对于耐受力差的患者,必要时按医嘱给予镇痛药或镇静药,以解除疼痛,防止过度疼痛影响检查质量。

（6）其他参照 MRI 普通或增强检查护理要点。

2.检查中的护理要点

（1）线圈选择：体表线圈。

（2）体位设计：患者仰卧在检查床上，头先进，体线圈置于腹部并固定于床沿，人体长轴与床面长轴一致，双手置于身体两旁或双手上举。

（3）成像中心：线圈中心对准脐与剑突连线中点，移动床面位置，开十字定位灯，使十字定位灯的纵横交点对准脐与剑突连线中点。即以线圈中心为采集中心，锁定位置，并送至磁场中心。

（4）患者制动：嘱患者在检查中避免咳嗽及身体运动，以免造成运动伪影。对于精神紧张的患者，此时再次耐心指导患者检查时如何配合，允许家属陪同，并采取腹部加压，盖上软垫或床单，以减少伪影的产生。

（5）对一些屏气较差的患者，可采取加腹带及捏鼻的方法，使其被动屏气，也可获得很好的效果。

（6）其他参照 MRI 普通或增强检查护理要点。

3.检查后的护理要点

参照 MRI 普通或增强检查护理要点。

（八）脊柱及四肢关节 MRI 检查护理要点

脊柱 MRI 检查包括颈椎、胸椎、腰椎、骶椎，髋关节，四肢关节 MRI 检查包括肩关节、肘关节、腕关节、膝关节、踝关节等。

1.检查前的准备要点

参照 MRI 普通或增强检查。

2.检查中的护理要点

（1）线圈选择：根据不同的部位选择相应的线圈。颈椎选用颈线圈，胸椎、腰椎、骶椎、髋关节选用体表线圈，肩关节选用专用肩关节线圈，四肢关节选用专用四肢关节线圈。

（2）体位设计：脊柱 MRI 检查的患者仰卧在检查床上，头先进，人体长轴与床面长轴一致，双手置于身体两旁。四肢关节 MRI 根据相应线圈和机器选择合适的检查体位。患者采取仰卧位，用海绵垫垫平被检肢体并用沙袋固定，使患者舒适易于配合。单侧肢体检查时，尽量把被检的一侧放在床中心。可用体线圈行两侧肢体同时扫描，以便对照观察，或用特殊骨关节体表线圈。

（3）成像中心：颈椎成像中心在喉结处，胸椎对准双锁骨连线处，腰椎对准脐上两横指；肩关节对准喙突，下肢以踝关节为中心，膝关节以髌骨为中心。四肢关节成像中心应根据不同的关节部位而定。

(4)其他参照 MRI 普通或增强检查护理要点。

3.检查后的护理要点

参照 MRI 普通或增强检查护理要点。

四、特殊患者 MRI 检查护理要点

(一)老年患者 MRI 检查护理要点

老年患者因机体器官功能逐渐减退,身体贮备能力下降,加上本身疾病因素、心肺功能不全、环境改变、MRI 噪声的影响,部分患者会出现紧张、焦虑、恐惧等不良情绪,给 MRI 检查带来了一定困难。因此,认真做好老年患者 MRI 检查前准备是检查成功的关键。

1.检查前的准备要点

(1)患者评估:护士阅读申请单,评估患者病情、配合程度、精神状态,增强检查者重点评估其过敏史和肾功能情况。仔细询问有无 MRI 禁忌证,因老年患者体内接受置入物的相对频率较高,常见的有冠状动脉支架、人造心脏瓣膜、血管夹、人工耳蜗、胰岛素泵等,对此类患者除详细阅读 MRI 申请单外,还需向患者及家属进一步核实,发现有疑问应及时与临床医师核实,确认其体内置入物是非铁磁性材料方可进行检查。对携带动态心电图的患者择日安排检查。

(2)心理护理、健康教育:向患者及其家属交代 MRI 检查环境、设备噪声特点、检查时间等,组织患者观看视频,了解整个检查过程,消除患者焦虑、紧张、恐惧的心理,使患者愿意接受 MRI 检查。要求患者检查过程中制动,任何轻微的动作如咳嗽、吞咽、喘息等均会造成图像伪影;嘱患者平稳呼吸,手握报警球,如有不适随时与医务人员沟通。

(3)呼吸训练:胸腹部检查者需使用呼吸门控、心电门控及屏气扫描技术。老年患者反应迟缓、听力差,检查前需反复进行呼吸训练。对屏气扫描者要求扫描前深呼吸 3~5 次,吸气末进行屏气,尽可能延长屏气时间。必要时由家属协助患者完成呼吸训练。

(4)检查前排空膀胱。

(5)必要时镇静。

(6)其他参照 MRI 普通或增强检查护理要点。

2.检查中的护理要点

(1)体位设计:上检查床时,护士与技师注意搀扶患者,防止其跌倒。

(2)专人陪同：必要时检查中专人陪同患者完成检查。

(3)患者监测：危重患者检查时启用心电门控或使用 MRI 专用指夹式脉搏血氧仪，监测患者生命体征的变化。必要时使用氧气枕低流量吸氧，保持呼吸道通畅。扫描过程中严密观察患者情况，话筒开放，随时询问患者有无不适。

(4)注意保暖：由于扫描房间温度较低，注意保暖，防止患者受凉引起咳嗽。

(5)告知患者检查时一定要保持不动，防止移动体位和咳嗽等动作。

(6)其他参照 MRI 普通或增强检查护理要点。

3.检查后的护理要点

(1)检查结束后询问、观察患者有无不适，协助患者下检查床，做到"一动、二坐、三下床"。"一动"就是检查结束时四肢活动；"二坐"是在"一动"的基础上缓慢坐起；"三下床"是指扶患者下床并至安全位置休息以防跌倒，同时避免患者因体位突然改变引起不适。

(2)其他参照 MRI 普通或增强检查护理要点。

(二)幽闭恐惧症患者 MRI 检查护理要点

幽闭恐惧症是被幽闭在限定空间内的一种病态恐惧，是一种心理疾病，在MRI 检查过程中经常可以遇到(占 5%～10%)，部分患者主动放弃检查。其产生原因：MRI 扫描仪中央孔洞幽闭狭长、光线暗淡、视野受限、扫描中噪声刺激、活动受限、较长的检查时间和担心检查结果不好。曾患有神经系统病变、肥胖、心肺疾病的患者发生率较高。因此，针对性地做好幽闭恐惧症患者检查的全程管理是检查成功的关键。

1.检查前的准备要点

(1)患者评估：护士阅读申请单，评估患者病情、配合程度、精神状态。对曾患有幽闭恐惧症病史的患者，护士应了解其发生过程、发生程度、临床表现、检查结果等，做到心中有数。

(2)心理护理与健康教育：检查前多与患者沟通，简单向患者介绍 MRI 原理及步骤，如检查环境、MRI 扫描孔径的大小、噪声强度、检查时间等，组织患者观看健康教育视频，使患者了解整个检查过程及配合方法。必要时让已检查成功的患者介绍检查中的体会。

(3)熟悉环境：检查前让患者进检查室观看其他患者的检查过程，感受一下MRI 噪声的特点，测试患者是否能承受。

(4)向患者演示报警球的使用方法。机房内播放轻音乐，分散患者注意力。

(5)药物控制：经准备仍无法完成检查者，在患者及其家属同意后遵医嘱使用镇静药。

(6)其他参照 MRI 普通或增强检查护理要点。

2.检查中的护理要点

(1)抚摸患者的肢体:可让家属陪同一起进入扫描室,让家属握住患者的手或抚摸患者的肢体使其有安全感。

(2)随时沟通:医务人员在检查时可通过话筒和患者保持通话,让患者感觉到近距离的接触,心情自然会放松。

(3)保护听力:让患者戴上耳塞,播放舒缓的音乐。

(4)改变体位:如仰卧位改为俯卧位,头先进改为足先进等。

(5)必要时吸氧:对检查前自诉有头晕、胸闷、心悸者可给予氧气袋低流量吸氧。

(6)患者进入磁体腔之前,嘱其闭上眼睛或戴上眼罩,使患者不知道自己在密闭环境中,或者让受检者俯卧位抬高下巴,使其可以看到磁体腔外的环境,同时在磁体内安装反光镜,可以使患者看到磁体外的环境,分散患者的注意力。

(7)打开扫描孔内的灯,增加空间感。

(8)操作者要技术娴熟,定位准确,合理缩短检查时间,必要时可采用快速成像序列以缩短扫描时间。

(9)其他参照 MRI 普通或增强检查护理要点。

3.检查后的护理要点

(1)检查完后立即将患者退出检查床,同患者交谈,给予鼓励、表扬等,缓解其紧张、恐惧、焦虑的心理。

(2)其他参照 MRI 普通或增强检查护理要点。

(三)气管切开患者 MRI 检查护理要点

气管切开患者由于丧失了语言交流能力且呼吸道完整性受损,气道内分泌物多,检查时平卧位导致分泌物不易排出,而引起呛咳、呼吸不畅、缺氧等,使患者无法顺利完成检查,因此做好气管切开患者 MRI 检查全程的气道管理非常重要。

1.检查前的准备要点

(1)患者预约:开设绿色通道,临床医师确定患者是否能完成 MRI 检查,提前将检查信息传至 MRI 室,提前打电话通知并送入检查单。护士迅速阅读检查单,提前录入患者信息,确认患者到达时间。

(2)评估核对:患者到达检查室后,护士快速核查信息、评估病情(生命体征、意识、呼吸道是否通畅、有无气道危险)、配合程度等,详细询问病史(手术史、检查史、过敏史),筛选高危人群。医师将金属套管更换为一次性塑料套管,并妥善固定。

(3)患者沟通:可采用笔、纸、写字板等工具,让患者将自己的感受、想法写出来进行交流。对于文化层次比较低的患者,仔细观察患者的表情、手势,并鼓励其重复表达,与家属配合能起到很好的交流及配合作用。

(4)清理呼吸道:进入 MRI 检查室前充分吸氧、吸痰,保持呼吸道通畅,防止检查时患者呛咳导致检查失败。

(5)备好氧气袋持续给氧,维持有效的血氧饱和度。

(6)其他参照 MRI 普通或增强检查护理要点。

2.检查中的护理要点

(1)体位设计:由医师、技师与护士共同将患者转移到检查床,动作要轻,将头放于舒适的位置,避免咳嗽。

(2)专人陪同:由医师、护士或家属陪同患者完成检查。

(3)患者监测:检查时启用心电门控或使用 MRI 专用指夹式脉搏血氧仪,监测患者生命体征的变化。必要时给予患者氧气枕低流量吸氧,保持呼吸道通畅。扫描过程中严密观察患者的情况,发现异常立即处理。

(4)注意保暖:由于扫描房间温度较低,注意保暖,防止患者因受凉引起咳嗽。

(5)对于清醒的患者告知其检查时一定要保持不动,防止移动体位和咳嗽等动作。

(6)其他参照 MRI 普通或增强检查护理要点。

3.检查后的护理要点

(1)检查结束后将患者安全转移至平车上,再次评估患者的情况,必要时清理呼吸道,在医师或护士的陪同下将患者安全送回病房。

(2)其他参照 MRI 普通或增强检查护理要点。

(四)机械通气患者 MRI 检查护理要点

MRI 检查由于环境及设备的特殊性,检查中观察患者存在盲区,一些监测设备及抢救设备无法进入检查室,如何保证机械通气患者 MRI 检查的安全性是目前面临的难题。

1.检查前的准备要点

(1)风险评估:由医师与家属详谈 MRI 检查的必要性与危险性,由家属签字同意后方可安排检查。主管医师认真评估及权衡检查的必要性与转送风险,制订检查计划。要求医师将金属套管更换为一次性塑料套管,并妥善固定。

(2)患者预约:开设绿色通道,临床医师确定患者是否能完成 MRI 检查,提前将检查信息传至 MRI 室,提前打电话通知并送入检查单。护士迅速阅读检查单,确认患者到达时间,并向医师确认检查方式(平扫或增强),预先安置好留置针。

(3)检查前需遵医嘱查血气分析,在患者血氧饱和度及生命体征较稳定的情况下由护士和医师陪同检查,更换专用的便携式小型呼吸机或简易人工呼吸器。

(4)MRI 专用呼吸机准备:接通电源、开机、氧气充足、自检、设置患者体重、测试管道的密闭性、根据病情设置模式。

(5)评估核对:患者到达检查室后,护士快速核查信息、评估病情(生命体征、意识、呼吸道是否通畅、有无气道危险),详细询问病史(手术史、检查史、过敏史),筛选高危人群,并填写危重患者检查记录单。

(6)清理呼吸道:进入 MRI 检查室前充分吸氧、吸痰,保持呼吸道通畅。分离普通呼吸机管道,接好 MRI 专用呼吸机管道,调节参数,观察呼吸机运行是否正常,观察患者生命体征情况,并做好记录。

(7)嘱陪同医师、家属去除患者身上的一切金属物,包括监护仪、微量泵等急救设备。护士运用金属探测器再次检查,确认患者身上无金属物的存在。

(8)家属准备:询问家属有无手术史,禁止体内安有金属物的陪护进入检查室,并要求家属取下身上的一切金属物,护士运用金属探测器再次检查以确保安全,并告知家属所有转运患者的工具不能进入检查室,并指导其转运方法。

(9)保持静脉补液通畅,暂时夹闭其他引流管。

(10)其他参照 MRI 普通或增强检查护理要点。

2.检查中的护理要点

(1)体位设计:由医师、技师与护士共同将患者安全转移到检查床,动作要轻,将头放于舒适的位置;并将呼吸机放置于检查室指定的位置,妥善放置呼吸机管道及引流管,防止脱落,并观察呼吸机是否能正常运行。

(2)专人陪同:由医师、护士或家属陪同患者完成检查。

(3)患者监测:检查时启用心电门控或使用 MRI 专用指夹式脉搏血氧仪,监测患者生命体征的变化。检查时医师、护士定时巡视,重点观察血氧饱和度的变化、呼吸机运行情况,并做好记录。

(4)注意保暖:由于扫描房间温度较低,注意保暖,防止患者因受凉引起咳嗽。

（5）对于清醒的患者告知其检查时一定要保持不动，防止移动体位和咳嗽等动作。

（6）其他参照 MRI 普通或增强检查护理要点。

3.检查后的护理要点

（1）检查结束后将患者安全转移至平车上，检查管道有无脱落，开放引流管并妥善放置。

（2）再次评估患者气道是否通畅，生命体征是否平稳，清理呼吸道后分离专用呼吸机管道，接好普通呼吸机管理；连接心电监护仪、微量泵等，在医师或护士的陪同下将患者安全送回病房。

（3）检查后整理呼吸机，消毒呼吸机管道，及时充氧备用，做好使用记录。

（4）其他参照 MRI 普通或增强检查护理要点。

（五）癫痫患者 MRI 检查护理要点

癫痫是大脑神经元突发性异常放电，导致短暂的大脑功能障碍的一种慢性疾病。MRI 是目前诊断癫痫疾病的首选检查方法。但由于 MRI 检查时间长、噪声大、空间密闭等因素，检查中可能会诱发或突发癫痫发作，存在安全隐患。如何确保癫痫患者 MRI 检查中的安全性，是目前 MRI 室护士应解决的问题。

1.检查前的准备要点

（1）患者评估：护士认真阅读申请单，针对有癫痫病史的患者，MRI 护士应详细询问其癫痫发作症状、发作时间、持续时间、有无规律、服药情况、诱发因素等。评估患者是否能进行 MRI 检查。

（2）医师沟通：对于癫痫频繁发作的患者，护士应与临床医师沟通，告知癫痫患者 MRI 检查中发作的风险，检查前进行对症处理，待症状控制后再检查，最好由医师陪同到 MRI 室检查。

（3）心理护理与健康教育：癫痫患者因反复发作，治愈困难，给患者及其家属带来巨大的经济负担和精神压力。医务人员应加强与患者的沟通，给予心理辅导，告知患者 MRI 检查的必要性、注意事项、检查时间及配合要领。检查前应告知患者适当进食，避免饥饿与脱水；避免过度疲劳，保持充足的睡眠；勿大量饮水；禁饮酒；防止滥用药物与突然停药等。

（4）环境及物品准备：MRI 机房温度设置在 22～24 ℃，检查区光线柔和舒适，通风效果要好；准备眼罩，减少光线的刺激；准备棉球或耳塞。尽量减少刺激，防止患者癫痫发作。检查前让患者进检查室感受一下 MRI 噪声，看患者是否能适应。

(5)准备好急救物品、药品,重点准备氧气袋和地西泮。

(6)向患者演示报警球的使用方法,告知患者检查中如出现发作先兆症状,请按报警球。

(7)药物控制:对于癫痫频繁发作的患者,检查前遵医嘱给予静脉缓慢推注地西泮后立即检查。同时医师、护士加强观察,防止患者出现呼吸抑制。

(8)其他参照 MRI 普通或增强检查护理要点。

2.检查中的护理要点

(1)专人陪同:由医师、护士或家属陪同患者完成检查。让家属握住患者的手或抚摸患者的肢体使其有安全感。

(2)随时沟通:医务人员在检查时可通过话筒和患者保持通话,让患者感觉到近距离的接触,心情自然会放松。

(3)患者监测:医师、护士定时巡视,重点观察患者有无癫痫发作先兆,当出现癫痫发作时,立即停止检查,退出并降低检查床,陪同人员站在检查床两边,避免患者坠床,通知医师的同时立即静脉缓慢推注地西泮,头偏向一侧,保持呼吸道通畅,高流量吸氧。必要时迅速将压舌板或者纱布成卷垫在患者上下牙齿中间,预防其牙关紧闭时咬伤舌部。待患者抽搐痉挛控制后,迅速将患者转移到抢救室处理与观察,并做好记录。抢救时禁止将铁磁性抢救设备带入磁体间。

(4)注意保暖:由于扫描房间温度较低,注意保暖,防止患者受凉诱发癫痫发作。

(5)其他参照 MRI 普通或增强检查护理要点。

3.检查后的护理要点

(1)检查完后立即将患者退出检查床,安排患者到候诊室休息,确认无任何不适后方可离开。对于检查中有癫痫发作的患者,待病情平稳后由专人送回病房。

(2)其他参照 MRI 普通或增强检查护理要点。

(六)躁动患者 MRI 检查护理要点

躁动是意识障碍下以肢体为主的不规则运动,表现为患者不停扭动肢体或大声叫喊等,是颅脑功能区损伤或病变后出现的精神与运动兴奋的一种暂时状态。MRI 检查是诊断颅脑疾病的重要手段,由于 MRI 检查环境的特殊性,检查前患者的准备质量是保证躁动患者顺利完成检查的关键。

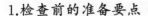

1.检查前的准备要点

(1)开通绿色通道:提前打电话预约,告知患者检查的相关事宜、注意事项、检查时间。

(2)患者评估:护士阅读检查申请单、核对信息、询问病史,评估患者病情及配合程度。了解患者躁动的原因,如颅脑外伤(额叶或颞叶脑挫伤、蛛网膜下腔出血等)、术后疼痛、颅内压增高、缺氧(呼吸道分泌物阻塞气道)、昏迷患者尿潴留、管道的刺激(气管插管、气管切开等)等。

(3)医师沟通:对于躁动的患者,护士应与临床医师沟通,告知躁动患者MRI检查中的风险,提前使用镇静药、镇痛药,提供护理干预,待患者安静后立即安排检查。最好由医师陪同到MRI室检查。

(4)环境及物品准备:声、光、冷的刺激可诱发患者躁动的发生,检查前调节室温、光线调暗、准备好棉球和耳塞,尽量减少刺激。

(5)其他参照MRI普通或增强检查护理要点。

2.检查中的护理要点

(1)体位设计:技师与护士转运患者时动作要轻、快、稳,妥善固定患者肢体。

(2)专人陪同:检查时由家属陪同,适当固定患者的肢体,指导家属正确的按压方法,防止其坠床。

(3)快速扫描:由经验丰富的技师采用快速扫描方式进行检查,检查时间不宜过长。

(4)推注对比剂时密切观察穿刺部位有无肿胀和肢体回缩现象,及时发现对比剂渗漏的先兆,确保高压注射的安全。

(5)患者监测:医师、护士定时巡视,观察患者呼吸是否平稳,监测患者血氧饱和度的变化,并做好记录。

(6)其他参照MRI普通或增强检查护理要点。

3.检查后的护理要点

参照MRI普通或增强检查护理要点。

五、小儿及胎儿MRI检查护理要点

小儿由于意志力、自觉性、自制力差,加上患儿自身躯体疾病、环境改变和MRI设备噪声大、检查耗时长等因素导致部分患儿不能顺利地完成MRI检查。因此,做好小儿MRI检查的准备是决定检查成功的关键。

(一)小儿 MRI 普通检查护理要点

1.检查前的准备要点

(1)患儿评估:护士阅读申请单,评估患儿病情、配合程度、精神状态、有无 MRI 检查禁忌证等。

(2)家属的沟通:告知家属由于 MRI 检查环境的特殊性、设备噪声大、检查耗时长等因素,使检查很难达到一次性成功,希望家属要有耐心,积极配合护士做好检查前的准备。重点告知家属镇静的目的、方法、重要性及配合技巧。检查时可由家属陪同患儿完成检查。

(3)检查镇静:一部分患儿在自然睡眠时行检查容易惊醒,一部分患儿因无法入睡或伴有幽闭恐惧症不能配合完成检查,对上述患儿都需要进行镇静治疗。护士根据设备检查情况合理安排患儿镇静时间,一旦熟睡立即安排检查,尽量避免重复使用镇静药。镇静具体方法及护理参照小儿 CT 镇静的相关内容。

(4)饮食要求:婴儿检查前 0.5 小时不可过多喂奶,防止检查时溢乳导致窒息发生。需行监测麻醉的患儿需禁食、禁水 4～6 小时。

(5)需镇静的患儿在入睡前指导或协助家属取出患儿身上一切金属物,技师与护士共同确认无金属物的存在。

(6)脑肿瘤伴颅内高压的患儿应先采取降颅压措施,防止检查中患儿出现喷射性呕吐而造成窒息和吸入性肺炎。

(7)婴幼儿患者检查前应更换尿裤。

(8)其他参照成人 MRI 普通检查护理要点。

2.检查中的护理要点

(1)体位设计:动作轻柔,采取平卧位;对监测麻醉的患儿,去枕平卧,肩下垫一小薄枕,头偏向一侧,保持呼吸道通畅(头部检查除外)。适当固定患儿肢体,避免检查期间突然不自主运动造成检查失败。

(2)专人陪同:检查中专人陪同患儿检查,监测麻醉的患儿由麻醉师陪同。

(3)患儿监测:危重或镇静的患儿检查时启用心电门控或使用 MRI 专用指夹式脉搏血氧仪,监测患儿生命体征的变化。给予患儿氧气枕常规低流量吸氧,保持呼吸道通畅。

(4)注意保暖:由于扫描房间内温度较低,患儿体温调节功能不完善,对温度差异很敏感,因此应注意保暖,防止患儿受凉。

(5)防止灼伤:检查中患儿身体(皮肤)不能直接接触磁体洞壁及导线,以防

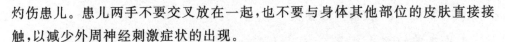

灼伤患儿。患儿两手不要交叉放在一起,也不要与身体其他部位的皮肤直接接触,以减少外周神经刺激症状的出现。

(6)其他参照成人 MRI 普通检查护理要点。

3.检查后的护理要点

(1)患儿监测:检查后将镇静的患儿抱入观察室,待患儿清醒、能辨别方向、生命体征平稳后方可离开。

(2)其他参照成人 MRI 普通检查护理要点。

(二)小儿 MRI 增强检查护理要点

1.检查前的护理要点

(1)患儿评估:护士阅读申请单,评估患儿病情、配合程度、精神状态、有无过敏史等。测患儿体重,监测患儿生命体征(记录在申请单上)。

(2)家属沟通:重点向家属说明增强检查的必要性,告知其注射对比剂瞬间可能出现的异常反应。

(3)合理水化:增强检查前 4 小时内根据病情及患儿年龄大小给予合理水化。但需镇静或监测麻醉的患儿检查前要禁食、禁水 4~6 小时。

(4)由家属签署钆对比剂增强检查知情同意书。

(5)建立静脉通道:选择直径较粗的头皮静脉或外周静脉,置入适宜的留置针,妥善固定,肘部穿刺时防止弯曲。

(6)其他参照小儿 MRI 普通检查和成人增强检查护理要点。

2.检查中的护理要点

(1)体位设计:根据检查要求放置患儿手的位置,注意体位的摆放和高压管道的长度,避免移床过程中高压管道打折或牵拉造成留置针脱出。适当固定患儿肢体,避免检查期间突然不自主运动造成检查失败。

(2)患儿监测:观察使用对比剂后患儿的反应,发现异常及时处理。

(3)防止对比剂渗漏:注射对比剂前手动注入生理盐水 3~5 mL,观察穿刺部位有无疼痛、红、肿现象,患儿有无因疼痛引起肢体的回缩,确保留置针安全无渗漏方可高压注入对比剂。注药时严格控制速度、压力和量。对睡眠中的患儿,检查时同时固定好非检查部位,以免推药时患儿突然惊醒躁动使检查失败。检查时患儿若出现异常,立即停止推药,及时处理。

(4)其他参照小儿 MRI 普通检查和成人增强检查护理要点。

3.检查后的护理要点

参照小儿 MRI 普通检查和成人增强检查护理要点。

(三)胎儿 MRI 检查护理要点

1.检查前的准备要点

(1)孕妇的评估:护士阅读申请单,评估孕妇的一般情况及配合程度。仔细询问孕妇有无 MRI 检查的禁忌证。排除幽闭恐惧症,孕妇如有幽闭恐惧症,采取仰卧位可能会加重症状。

(2)饮食要求:检查前孕妇需禁固态饮食 3 小时以上,禁流质饮食 2 小时以上,因为食物消化后肠内可出现伪影,影响诊断。

(3)适应环境:让孕妇熟悉检查的环境和空间,使其在检查前有充分的思想准备,以便于很好地配合。

(4)心理护理与健康教育:护士应详细告知孕妇及其家属 MRI 的原理、安全性、检查过程及强调 MRI 检查的禁忌证。通过各种方式了解孕妇的心理状态,并针对性地进行疏导和帮助,消除孕妇的紧张情绪,使其更好地配合检查。

(5)呼吸训练:孕妇的身体移动、呼吸运动等都会严重影响图像质量。检查时可以使用屏气扫描序列克服孕妇呼吸运动的影响。因此做好孕妇的呼吸、屏气训练非常重要。

(6)其他参照成人 MRI 普通检查和增强检查护理要点。

2.检查中的护理要点

(1)线圈选择:体表线圈。

(2)体位设计:患者仰卧在检查床上,头先进,体线圈置于腹部并固定于床沿,人体长轴与床面长轴一致,双手置于身体两旁或双手上举。询问孕妇体位的舒适情况,嘱孕妇在检查中避免咳嗽及身体运动,以免造成运动伪影。

(3)成像中心:线圈中心对准腹部隆起处,扫描以胎儿为中心,移动床面位置,开十字定位灯,使十字定位灯的纵横交点对准脐与剑突连线中点。即以线圈中心为采集中心,锁定位置,并送至磁场中心。

(4)随时沟通:再次交代孕妇检查中的注意事项,嘱其放松心情、耐心检查,告知此检查安全、对腹内胎儿也无放射损伤。

(5)检查中因平卧位可能会导致膈肌上移、肺受压,造成孕妇轻度呼吸困难,可给予孕妇低流量吸氧。

(6)听力保护:提供听力保护装置(如耳塞、棉球或 MRI 专用耳麦等),保护受检者听力。针对检查中机器的噪声,给孕妇播放喜欢的音乐,减轻其紧张情绪。

(7)其他参照成人 MRI 普通检查和增强检查护理要点。

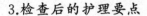

3.检查后的护理要点

参照成人MRI普通检查和增强检查护理要点。

第三节　X线特殊检查与造影检查护理

一、X线检查基本知识

(一)X线的产生及特性

1895年,德国科学家伦琴发现了具有很高能量,肉眼看不见,但能穿透不同物质,使荧光物质发光的射线。因为当时对这个射线的性质还不了解,因此称为X射线。为纪念其发现者,后来也称为伦琴射线,现简称X线。

X线产生需要3个基本条件:①要有一个电子源;②要有一个能经受高速电子撞击而产生X线的靶面;③要有高速电子流(图3-1)。

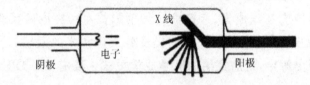

图3-1　X线产生过程

X线的量以mAs表示,X线的质(强度)以kV表示。

X线属于一种电磁波,具有穿透性、荧光作用、电离作用、热作用、感光作用、着色作用及生物效应。

X线可在人体内进行电离激发使生物体产生生物效应。生物组织因其对X线的敏感度不同而出现各种反应,这一反应在放射治疗中得到很好的应用。此外,X线对正常组织也有一定的损伤作用,因此在使用X线时,应对非照射区域进行防护。

(二)X线机的基本结构

一般来说,高速行进的电子流被物质阻挡即可产生X线。具体来说,X线是在真空管内高速行进的成束电子流撞击钨(或钼)靶时而产生的。

(1)X线发生装置:包括X线管、变压器和操作台。

(2)X 线成像过程:见图 3-2。

(三)X 线成像原理

X 线穿过人体时,由于人体组织密度和厚度的差别,对 X 线的吸收量也不同,到达荧光屏的 X 线量也出现差异,从而形成黑白对比度不同的影像。

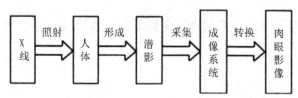

图 3-2　X 线成像过程

1.X 线影像分类

根据人体组织结构对 X 线吸收量的差异,可将影像分为三大类。

(1)高密度影像:如骨骼,其钙化密度大,吸收 X 线量多,X 线片呈白色。

(2)等密度影像:如肌肉、内脏和液体等,彼此间密度差别不大,X 线片呈灰色。

(3)低密度影像:如脂肪和气体密度低,对 X 线吸收少,X 线片上呈灰黑色和黑色。

2.X 线成像分类

其分类包括传统 X 线成像、计算机 X 线射影技术(CR 成像系统)、直接数字摄影技术(DR 成像系统)等。随着计算机及各成像技术的发展,传统 X 线摄影已经逐步退出历史舞台,目前常用的医学成像方式主要有 CR、DR 成像(图 3-3,表 3-2)。

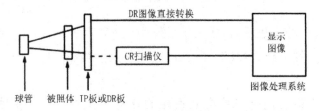

图 3-3　数字图像成像原理

DR 根据探测器的构成原料和工作原理,主要分为四大类技术:非晶体硒平板探测器、非晶体硅平板探测器、电荷耦合器件(CCD)、多丝正比电离室 X 线成像。

(1)直接数字化 X 线成像(非晶硒):非晶硒平板探测器主要由非晶硒层薄膜晶体管构成。X 线透过人体后有不同程度的衰减,由于 X 线强弱的不同,硒层光导体按 X 线强度大小产生正负电荷对,通过外加电场的作用使电荷偏移储存于矩阵电容中,随后扫描电路读取电容中的电荷,将电信号转变为数字信号。

表 3-2　数字图像成像原理

项目	CR	DR
成像原理	CR 是一种 X 线间接转换技术,它利用图像板作为 X 线检测器,成像环节相对于 DR 较多	DR 是一种 X 线直接转换技术,成像环节少
图像分辨率	在受到 X 线照射时,图像板中的磷粒使 X 线存在散射,引起潜像模糊;在判读潜像过程中,激光扫描仪的激发光在穿过图像板的深部时产生散射,沿着路径形成受激荧光,使图像模糊,降低了图像分辨率。另外,CR 系统的时间分辨率差,不能满足动态器官的观察。	无光学散射而引起图像模糊,其清晰度主要由像素尺寸大小决定,具有较高的空间分辨率、时间分辨率
射线剂量	较低(与传统胶片相比)	低

(2)间接数字化 X 线成像(非晶硅):X 线作用于探测器中的碘化铯闪烁体转变为可见光,位于碘化铯层下的非晶硅光电二极管将可见光转变为电信号,在中央控制器的控制下,按顺序将电信号读取,进而转变为数字信号。获得的数字信号传至图像处理器形成 X 线数字图像。

(3)CCD X 线成像:X 线作用于碘化铯产生可见光,可见光通过光学系统投射到小的 CCD 上,将光信号转变为电信号,然后通过场效应输出管将信号读出,输入计算机形成数字影像。CCD X 线平板探测器因其光电灵敏度高、惰性小,通常用于观察动态成像,如心血管造影、数字胃肠检查等。

(4)多丝正比电离室 X 线成像:多丝正比电离室有一个漂移电场和一个加速电场。X 线射入漂移电场使惰性气体分子电离,然后电离的负离子进入加速电场形成大量离子云。离子云与阳极丝碰撞产生脉冲,记录脉冲值即根据正比量反映入射光的数量,经过采集重建即可显示数字医学影像。

(四)X 线检查方法

X 线检查方法可分为 X 线常规检查、特殊检查和造影检查三大类。常规使用的检查方式有荧光透视、常规摄影、体层摄影、软射线摄影。

1.常规检查

(1)荧光透视:简称透视。其采用影像增强电视系统,透视可转动患者体位、改变方向进行观察,常用于了解器官的动态变化,如心、大血管搏动、膈运动及胃肠蠕动等;透视可立即得出结论,但缺乏客观记录,常结合点片使用。

(2)X 线(平片)摄影:成像清晰,对比度及清晰度均较好;可作为客观记录,便于复查时对照和会诊。其缺点是每一张照片仅是一个方位和一瞬间的 X 线影像，为建立立体概念，常需做互相垂直的两个方位摄影，例如正位及侧位；对功能方面的观察不及透视方便和直接。

2.特殊检查

(1)体层摄影(图 3-4)：通过特殊的装置和操作获得某一选定层面上组织结构的影像，而不属于选定层面的结构则在投影过程中被模糊掉。体层摄影常用以明确平片难以显示、重叠较多和处于较深部位的病变，多用于了解病变内部结构有无破坏、空洞或钙化，边缘是否锐利及病变的确切部位和范围；显示气管、支气管腔有无狭窄、堵塞或扩张；配合造影检查以观察选定层面的结构与病变。

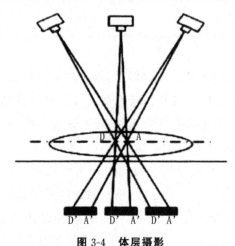

图 3-4 体层摄影

(2)软线摄影：采用能发射软 X 线的钼靶球管，用以检查软组织，特别是乳腺的检查。

3.造影检查

在人体组织结构中某些组织器官间缺乏自然对比，故不能在普通 X 线检查中分辨出来，通过人工对比，将密度高于或低于该组织结构的物质引入组织器官内或其周围间隙，使之产生对比显影，称为造影检查。引入的物质称为对比剂(即造影剂)，按密度高低分为高密度造影(常用的有钡剂和碘剂)和低密度对比剂(目前应用于临床的有二氧化碳、氧气、空气等，其中在人体内二氧化碳吸收最快，空气吸收最慢)两类。造影方法分为直接引入法和间接引入法两大类。

(1)直接引入：包括以下几种方式。①口服法：食管及胃肠钡剂检查。②灌注法：钡剂灌肠、支气管造影、逆行胆道造影、逆行泌尿道造影、瘘管、脓腔造影及子宫输卵管造影等。③穿刺注入法：可直接或经导管注入器官或组织内，如心血

管造影、关节造影和脊髓造影等。

(2)间接引入:对比剂先被引入某一特定组织或器官内,后经吸收并聚集于欲造影的某一器官内,从而使之显影。间接引入包括吸收性与排泄性两类。吸收性如淋巴管造影。排泄性如静脉胆道造影、静脉肾盂造影和口服法胆囊造影等。前两者是经静脉注入对比剂后,对比剂聚集于肝、肾,再排泄入胆管或泌尿道内;后者是口服对比剂后,对比剂经肠道吸收进入血循环,再到肝胆并排入胆囊内,即在蓄积过程中摄影,现已少用。

使用对比剂要关注患者是否有变态反应的发生。

二、常见造影检查护理要点

(一)食管钡剂(碘剂)检查患者护理要点

食管造影检查是诊断食管病变的基本方法,检查是以透视为先导,摄取适当的点片以显示病变的细节,结合形态及运动功能变化作出诊断。

1.适应证

(1)有吞咽困难或咽部不适需明确诊断者。

(2)疑有食管肿瘤、食管异物、贲门痉挛、食管静脉曲张及食管先天性疾病者。

(3)了解纵隔肿瘤、甲状腺肿块、心血管疾病所致的食管外压性或牵拉性改变。

(4)疑有食管肿瘤或经食管镜及拉网检查发现而常规检查未发现者;食管癌普查或常规检查疑有食管肿瘤及食管病变,但不能确诊者,应做双对比检查。

(5)疑有食管穿孔、食管气管瘘、吞咽动作失调、腐蚀性食管炎者,用食管碘水检查。

2.禁忌证

(1)腐蚀性食管炎的急性炎症期。

(2)食管穿孔、食管静脉曲张大出血时。大出血后,检查时服用稀钡。

(3)食管气管瘘、食管纵隔瘘者,但此时确需检查,可用水溶性碘剂或碘油。

(4)完全性肠梗阻者禁用钡剂检查。

(5)先天性婴幼儿食管闭锁者、气管食管瘘或延髓性麻痹者。

(6)对碘过敏者禁用碘水检查。

(7)心肺功能不全者、重度衰竭者。

(8)抗胆碱药物禁忌者,不宜做双对比检查。

3.护理要点

(1)检查前的护理要点。①患者的评估：护士仔细阅读检查申请单，核对患者信息(姓名、性别、年龄、检查部位等)，详细询问病史，评估患者病情，确认患者信息、检查部位、检查方式的正确。②消化道准备：检查前一般不需禁食，但进食后不宜立即进行食管检查，以免因有食物残渣黏附在黏膜上影响检查结果。贲门痉挛、食管裂孔疝、食管下端贲门部肿瘤者需禁食空腹；食管内食物潴留多时，造影前要尽量抽出。③环境准备：调节室内温度为 22～24 ℃，相对湿度为 40%～60%，保持环境清洁，冬天注意保暖。④心理准备与健康教育：加强与患者的沟通，给患者讲解食管吞钡(碘水)检查的目的、过程和注意事项及配合技巧。钡剂色白、气香、无味，碘剂无色透明、味略苦涩，检查时先让患者含一大口钡剂，在医师的指令下嘱咐患者一口咽下，同时进行摄片。含在口腔里的钡剂量不宜过多，避免吞下时呛咳；过少不能充分充盈食道黏膜；尽量全部吞下，避免喷出污染屏幕或衣物，造成照射伪影；吞下过程中，头尽量后仰，保持头部不动，以保证检查质量。⑤对比剂准备：稠钡剂，钡水比为(3～4)：1，调成糊状，约 40 mL；碘剂40～50 mL。配制钡剂浓度应适宜，浓度过高会导致患者吞咽困难，头部的摆动不便于食管的透视观察及摄片；浓度过低的钡剂使食管黏膜显影不充分，有可能导致小病灶的遗漏，造成漏诊；若要观察食管异物，可吞服钡棉，观察钡棉搁置和挂住在异物上的特征。有梗阻者用 40%～50% 的钡剂。⑥急救物品、药品、器材的准备：配备急救车、各种抢救药品、氧气筒、氧气枕、血压计、心电监护仪、吸痰器、平车、急救包等，定期检查，保持 100% 完好无损。⑦碘水造影的患者检查前签署碘对比剂使用知情同意书。⑧指导或协助患者去除被检部位的金属物及高密度伪影的衣物，以防伪影的产生。

(2)检查中的护理要点。①再次核对患者信息。②协助患者进机房，让其取站立位，后背紧贴检查床，必要时用约束带固定患者于检查床上，避免检查床转动时患者跌倒。有引流管的应妥善固定，防止牵拉、脱落。③将准备好的钡剂(碘剂)放置在固定架上，便于患者取放。④再次交代患者检查中的注意事项及配合事宜。⑤先做胸腹常规透视，再根据病情采用不同的体位，在医师的指令下吞服钡剂(碘剂)。⑥检查中注意观察患者的反应。

(3)检查后的护理要点：检查完毕后协助患者清洁口腔，根据病情嘱其多饮水，多食含粗纤维的食物，加速钡剂的排泄；同时告知患者次日解大便为白色，不用紧张；如排便困难者可使用缓泻剂和灌肠促进排便。碘水造影的患者需观察其有无不良反应的发生。

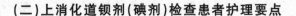

(二)上消化道钡剂(碘剂)检查患者护理要点

上消化道造影是指从口咽至十二指肠水平部,包括食管、胃、十二指肠造影检查。

1.适应证

(1)食管:见食管钡剂(碘剂)检查。

(2)胃:慢性胃炎、胃下垂、胃黏膜脱垂、胃排空延迟、胃癌、胃溃疡、贲门失弛缓症、胃食管反流、胃和十二指肠反流、胃空肠吻合狭窄。

(3)十二指肠:十二指肠壶腹炎、十二指肠球部溃疡、十二指肠憩室、肠系膜上动脉综合征、十二指肠手术后复查。

(4)先天性胃肠道异常者。

(5)腹上区肿块需明确与胃肠道的关系。

2.禁忌证

(1)见食管钡剂(碘剂)检查禁忌证。

(2)急性胃肠道穿孔者、急性胃肠炎者。

(3)急性胃肠道出血,一般在出血停止后 2 周,大便隐血试验阴性后方可检查。如临床急需检查,可在准备应急手术的条件下进行。

(4)肠梗阻,尤其是结肠梗阻者。但对单纯不全性或高位小肠梗阻者,若明确原因可酌情用稀钡剂或碘剂检查。

3.护理要点

(1)检查前的护理要点。①患者的评估:护士仔细阅读检查申请单,核对患者信息(姓名、性别、年龄、检查部位等),详细询问病史,评估患者病情,确认患者信息、检查部位、检查方式的正确。②消化道准备:造影前 1 天不要服用含铁、碘、钠、铋、银的药物;造影前 1 天不宜多吃纤维类和不易消化的食物。造影前 1 天晚餐吃少渣、不易产气的食物,如稀饭等。造影前禁食、禁水 6～8 小时。③环境准备:调节室内温度为 20～24 ℃,相对湿度为 40%～60%,保持环境清洁,关闭门窗,冬季注意保暖。④心理护理与健康教育:向患者讲解上消化道钡剂(碘剂)检查的目的、过程和注意事项,训练配合技巧。向患者说明钡剂色白、气香、无味,碘剂无色透明、味略苦涩,检查时在医师的口令下吞服钡剂(碘剂),可能会出现恶心、呕吐症状,深呼吸可以缓解;检查中体位会出现改变,如有不适及时告诉医务人员;检查后嘱患者多饮水,加速钡剂的排泄,同时告知患者次日所排大便为白色,不用紧张。⑤对比剂准备:钡水比例为 1∶1.5,总量为 60～100 mL或碘水 60～100 mL。⑥急救物品、药品、器材的准备:配备急救车、各种抢救药品、氧气筒、氧气枕、血压计、心电监护仪、吸痰器、平车、急救包等,定期检查,保持100%完好无损。⑦碘水造影的患者检查前签署碘对比剂使用知情同意书。⑧指导或协助患者去除被检部位的金属物及高密度伪影的衣物,以防止伪影的产生。

(2)检查中的护理要点。①再次核对患者信息。②协助患者进机房,让患者背靠于检查床上,双手交叉上举拉住头顶固定环,用约束带固定患者。有引流管的应妥善固定,防止牵拉、脱落。③将准备好的钡剂(碘剂)放置在固定架上,便于患者取放。④再次交代患者检查中的注意事项及配合事宜。⑤按照医师指令吞服对比剂,依次进行各部位的摄片检查。⑥检查过程中密切观察患者的病情变化,发现异常及时处理等。⑦加强安全管理,防止体位改变引起不适或坠床。

(3)检查后的护理要点:同食管钡剂(碘剂)检查护理要点。

(三)全消化道钡剂(碘剂)检查患者护理要点

全消化道造影检查是从口咽至结肠,当对比剂到达回盲部时进行最后的摄片,检查结束,观察有无肠道梗阻、回盲部结核或肿瘤等。

1.适应证

(1)同食管钡剂(碘剂)检查适应证。

(2)同上消化道钡剂(碘剂)检查适应证。

(3)怀疑小肠炎症和肿瘤者。

(4)不明原因的腹痛、腹胀、腹泻者。

(5)胃肠道出血经胃、十二指肠及结肠检查阴性而怀疑出血来自小肠者。

2.禁忌证

(1)同食管钡剂(碘剂)检查禁忌证。

(2)同上消化道钡剂(碘剂)检查禁忌证。

3.护理要点

(1)检查前的护理要点。①对比剂准备:钡水比为 1:1.2,量约为 100 mL,加入甲氧氯普胺粉剂 20~130 mg,或碘剂 100~120 mL。②其他同上消化道钡剂(碘剂)检查。

(2)检查中的护理要点。①嘱患者多走动或取右侧卧位,以促进对比剂尽快到达回盲部。②其他同上消化道钡剂(碘剂)检查。

(3)检查后的护理要点:同食管钡剂(碘剂)检查护理要点。

(四)钡灌肠检查护理要点

钡灌肠即从肛门插入一根肛管,利用灌肠机灌入钡剂,再通过 X 线检查,可

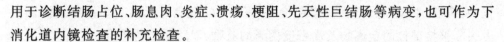

用于诊断结肠占位、肠息肉、炎症、溃疡、梗阻、先天性巨结肠等病变,也可作为下消化道内镜检查的补充检查。

1.适应证

(1)结肠肿瘤、息肉、溃疡、憩室、结核等器质性病变及腹腔肿瘤。

(2)肠梗阻:鉴别低位性肠梗阻与结肠梗阻。

(3)肠套叠(有一定的治疗作用,但要注意套叠的时间,避免肠道因长时间缺血而坏死,灌肠时压力过大而穿孔)。

(4)结肠先天性异常,如巨结肠等。

2.禁忌证

(1)结肠活动性大出血、穿孔、坏死者。

(2)急性阑尾炎、急性肠炎或憩室炎者。

(3)妊娠期妇女。

(4)结肠病理活检后(24小时内)。

(5)心力衰竭、呼吸衰竭等全身情况差者。

(6)高龄者(相对禁忌)。

3.护理要点

(1)检查前的护理要点。①患者的评估:护士仔细阅读检查申请单,核对患者信息(姓名、性别、年龄等),详细询问病史、过敏史,评估患者病情,确认患者信息的正确。同时了解患者有无其他检查,如同时进行CT腹部检查,应安排患者先做CT,再做钡灌肠。②消化道准备:造影前2天不要服用含铁、碘、钠、铋、银等药物;造影前1天不宜多吃纤维类和不易消化的食物;造影前1天晚上吃少渣的食物,如豆浆、面条、稀饭等。造影前禁食、禁水6~8小时。检查前排空大便,清洁灌肠后2~3小时行钡灌肠(若查巨结肠则无须洗肠)。③环境准备:调节室内温度为22~24 ℃,相对湿度为40%~60%,保持环境清洁,备好屏风和窗帘,保护患者的隐私,关闭门窗,注意保暖。④心理护理与健康教育:为患者及其家属讲解钡灌肠的目的、过程和注意事项。告知患者在钡灌肠的过程中,感到腹胀有便意时,尽量憋住,深呼吸可缓解,如不能耐受,请及时告知。检查中床会转动,不要紧张。⑤灌肠溶液准备:常用1∶4的钡水悬浊液(800~1 000 mL水中加入150~200 g的硫酸钡)。成人每次用量为800~1 000 mL,小儿为200~500 mL。溶液温度为39~41 ℃。⑥灌肠物品准备:灌肠机、肛管、血管钳、液状石蜡、消毒干棉签、卫生纸、纱布、手套、一次性中单、治疗巾、便盆、温度计。⑦急救物品、药品、器材的准备:配备急救车、各种抢救药品、氧气筒、氧气枕、血压计、心电监护仪、吸痰器、平车、急救包等,定期检查,保持 100% 完好无损。⑧指导或协助患者去除被检部位的金属物及高密度伪影的衣物,以防伪影的产生。

(2)检查中的护理要点。①再次核对患者信息,询问是否行清洁灌肠,评估患者的情况,有无高危因素。②携用物至检查床旁,向患者解释操作目的、灌肠时的反应、配合要点及注意事项。③洗手、戴口罩,关闭门窗,打开屏风。④扶患者上检查床,采取左卧位,臀下垫一次性尿布,脱裤至膝部,将臀部移至床沿,双膝屈曲。用棉被遮盖患者胸、背、腹部及下肢,给患者保暖,注意保护患者隐私。⑤戴手套,将准备好的灌肠液充分搅拌后倒入灌肠机的水封瓶内,连接好管道和肛管。用消毒干棉签蘸液状石蜡润滑肛管前端 8～10 cm。⑥左手暴露肛门,用液状石蜡润滑肛门,右手持肛管轻轻插入肛门 7～10 cm,嘱患者张口呼吸。⑦协助患者取平卧位,改变体位时注意防止肛管脱落(将肛管用钳子固定在床沿),嘱患者双手交叉抓住检查床上的铁环,用约束带固定好患者,防止坠床。⑧先行腹部透视,再行钡剂灌入及适当充气。正确使用灌肠机遥控器,设置灌肠压力为 7～8 kPa;按压顺序,气泵→充气→压力→充钡→关充钡→关充气。⑨当钡剂充盈至回盲部时,根据医师指示停止灌钡。⑩停止摄片后,解开约束带,用止血钳夹闭橡胶管,弯盘置于肛门前,左手暴露肛门,右手用纱布包住肛管并将其拔出,放入弯盘内,用纸巾擦净肛门,协助患者穿好衣裤,搀扶患者下检查床,嘱患者自行排便。⑪操作中的注意事项:插管时应轻柔,避免损伤直肠黏膜而引起出血与疼痛;妥善固定患者,避免床转动时患者从检查床上坠落或肢体撞伤;灌肠过程中严密观察患者神态、面色、呼吸,询问患者有无腹痛、腹胀等异常情况,及时发现、及时处理;观察钡剂灌入是否通畅,肛管有无打折、脱落等;严格掌握灌肠液的温度、量与灌肠的压力,温度过低易引起肠痉挛,过高易烫伤,量太少达不到回盲部,量太多会使腹压过度增高。

(3)检查后的护理要点。①整理用物。②告知患者因钡剂不吸收,排出的大便为白色属正常现象,检查后 2～7 天大便仍是白色。③检查后嘱患者立即上厕所,尽量排出注入直肠内的钡剂。为老年、体质虚弱、行动不便的患者提供移动的坐便器。④嘱患者多饮水、食粗纤维食物,促进钡剂的排出。若为长期便秘的患者,可使用缓泻剂或灌肠帮助排便,避免钡剂长时间遗留于肠道内形成钡石。

(五)排粪造影检查护理要点

排粪造影是一种检查肛门直肠部功能性疾病的新兴检查方法,是将一定量的钡糊注入被检者直肠内,在符合生理状态下对肛门直肠及盆底行静态和动态观察。如直肠黏膜脱垂、直肠套叠、直肠前突、会阴下降综合征、盆底痉挛综合征、子宫后倾、直肠癌术后和肛门成形术后功能观察等,排粪造影也是决定治疗方式的可靠依据。

1.适应证

(1)临床上有排便困难、便秘、黏液血便、肛门坠胀、排便时会阴及腰骶部疼痛,而经临床肛指检查、钡剂灌肠和内镜检查未见异常者。

(2)大便失禁、直肠癌术后及肛门成形术后了解肛门直肠功能者。

2.禁忌证

(1)病重、体质弱、心肺功能衰竭者。

(2)肛门手术或外伤未痊愈者。

3.护理要点

(1)检查前的护理要点。①患者的评估:护士仔细阅读检查申请单,核对患者信息(姓名、性别、年龄等),详细询问病史、过敏史,评估患者病情,确认患者信息的正确。同时了解患者有无其他检查,如同时进行 CT 腹部检查,应安排患者先做 CT,再做排粪造影。②环境准备:调节室内温度为 22～24 ℃,相对湿度为40%～60%,保持环境清洁,备好屏风和窗帘,保护患者的隐私,关闭门窗,注意保暖。③心理护理:向患者讲解检查的步骤,帮助患者了解检查相关内容,消除其紧张情绪;若患者在自制便桶上、X 线透视下进行排便时因胆怯、羞涩、紧张的心理,不能正确用劲排便,致使钡糊排出不符合排粪要求,多用激励性语言鼓励、肯定患者,避免用生硬、埋怨、责怪的语气。④健康宣教:检查前嘱患者排空小便,避免膀胱过度充盈压迫直肠,影响钡糊保留。检查前不需要做肠道准备,因为直肠通常处于空虚状态,对检查无影响。清洁灌肠后,直肠内残留液体将冲淡对比剂,使对比剂和直肠黏膜的黏附性降低,影响检查结果,因此不主张清洁灌肠。注入钡糊时,嘱患者收紧肛门,有便意时深呼吸,在医师的指导下排出钡糊,否则影响检查结果,在排钡糊时教会患者正确使用腹压;女性患者在检查结束后,要及时取出阴道内的标志物;对于排便困难的患者,可使用缓泻剂或灌肠促进钡剂排出,以免钡剂遗留于肠道,加重排便困难。⑤对比剂配制标准:250 mL水＋35 g 医用淀粉＋1 袋(250 g)钡剂,先将医用淀粉加入冷水中搅拌均匀,水沸腾后将搅拌均匀的医用淀粉缓慢倒入,加入过程中不断搅拌以免成块,直至形成均匀稠厚的糊状物后再加入钡剂,加热至沸腾后冷却备用。⑥肛门和阴道标志物的制作:为使肛管显示清楚,用市售鸡肠线,缝制成约3.5 cm长、有一定硬度的小条浸泡于钡剂中,放入肛管内以显示其轮廓,便于准确画出排便前的肛管轴线。女性患者,用一浸钡纱条放入已婚女性患者阴道内,以显示直肠阴道隔。

⑦其他物品准备:注钡器、镊子、止血钳、肛管、液状石蜡、自制阴道标志物送入钢条、一次性手套、自制便桶、橡胶单、治疗巾、卫生纸、纱布等。⑧指导或协助患者去除被检部位的金属物及高密度伪影的衣物,以防伪影的产生。

(2)检查中的护理要点。①再次核对患者信息,评估患者的情况,有无高危因素。②携用物至检查床旁,向患者解释操作目的、配合要点及注意事项。③洗手、戴口罩;关闭门窗,打开屏风。④扶患者上检查床,采取左卧位,臀下垫橡胶单和治疗巾,脱裤至膝部,将臀部移至床沿,双膝屈曲。用棉被遮盖患者胸、背、腹部及下肢,给患者保暖,注意保护患者隐私。⑤戴手套,润滑肛管前端。⑥左手暴露肛门,用液状石蜡润滑肛门,右手将肛管轻轻插入直肠 2～3 cm,嘱患者张口呼吸。⑦右手用止血钳固定肛管位置,避免脱出,医师抽吸钡糊后经肛管注入直肠。⑧注射结束后右手持止血钳夹闭肛管,用纱布包裹住肛管轻轻拔出。⑨肛门内放入标志物,女性患者放入阴道标志物(未婚、未育女性除外)。⑩协助患者标准侧位端坐于排便桶上,两足踏平,双腿并拢、双手放于膝盖处、两股骨平行,与身体纵轴呈直角,以显示耻骨联合下缘,照片要包括尾骨尖,否则测量不准,甚至无法测量。⑪在透视下分别摄片。⑫操作中的注意事项:钡糊配制时要有一定的浓稠度和可塑性,与正常粪便相似。钡糊太稀、排泄太快不能很好显示直肠黏膜的情况,影响检查结果和准确性,太浓影响操作。对于排便极其困难的患者,钡糊可相对稀薄些;详细询问女性患者有无婚史,未婚女性阴道内不能放置浸钡标志物;由于检查床过窄,患者转换体位时保护好患者,避免坠床;注射钡糊时,严密观察患者神志、面色、呼吸等,有便意时嘱患者深呼吸,收紧肛门,避免钡糊溢出,影响检查结果;插入肛管时,动作轻柔,避免损伤直肠黏膜。若患者肛周有痔或直肠脱出于肛门口,用左手分开组织露出肛门口,再插入肛管。

(3)检查后的护理要点。①整理用物。②检查后嘱患者立即上厕所,尽量排出注入直肠内的钡糊。为老年、体质虚弱、行动不便的患者提供移动的坐便器。③嘱患者多饮水,吃粗纤维食物,促进钡糊的排泄。

(六)盆腔造影检查护理要点

盆腔造影是在 X 线透视下,经右下腹穿刺点穿刺注射碘对比剂入盆腔内,以观察盆腔的解剖形态、轮廓,或结合排粪造影以诊断盆底功能性疾病。

1.适应证

(1)有排粪造影检查适应证的患者。

(2)做过肛门直肠功能性疾病手术后症状仍不改善或没有改善的患者。

(3)有盆底沉重感、直立时背痛、卧位症状缓解的患者。

（4）直肠腹膜疝、间隔腹膜疝、阴道腹膜疝、网膜腹膜疝等患者。

2.禁忌证

（1）碘对比剂过敏者。

（2）腹膜炎、腹壁感染、腹膜粘连者。

（3）尿潴留、肠道胀气、胃腹腔引流者。

（4）出血体质者。

（5）病重、体质弱、心肺功能衰竭者。

（6）肛门手术或外伤未痊愈者。

3.护理要点

（1）检查前的护理要点。①患者的评估：护士仔细阅读检查申请单，核对患者信息（姓名、性别、年龄等），详细询问病史、过敏史，评估患者病情，确认患者信息的正确。②环境准备：调节室内温度为 22～24 ℃，相对湿度为 40％～60％，保持环境清洁，备好屏风和窗帘。③心理护理与健康教育：护士主动与患者交流、沟通，关心、爱护患者。为患者及其家属讲解盆腔造影检查的目的、过程和注意事项。告知患者碘对比剂应用的安全性及相关不良反应，碘对比剂具有一定的浓度和黏度，注入腹腔易刺激腹膜，可能会引起腹痛。④对比剂的准备：碘对比剂 20～30 mL，检查前详细询问患者相关用药史及过敏史，签署碘对比剂使用知情同意书。⑤检查前嘱患者排尽大小便。⑥急救物品、药品、器材的准备。

（2）检查中的护理要点。①再次核对患者信息，评估患者的情况，有无高危因素。②携用物至检查床旁，向患者解释操作目的、配合要点及注意事项。③洗手、戴口罩，打开屏风，保护患者的隐私。④穿刺的护理：检查床倾斜 45°，患者斜靠在上面，穿刺部位选择在右下腹或肚脐下两横指处，严格无菌操作，以防腹腔感染。穿刺针头选择 9 号针头，穿刺不能过深或过浅，过深对比剂会进入肠腔；过浅则注入腹腔，使对比剂刺激腹膜引起疼痛。盆腔造影穿刺时应用无痛注射技术，解除患者的思想顾虑，分散其注意力，取合适体位，便于进针。注射时做到"二快一慢"，即进针快、拔针快、推药速度缓慢并均匀，在 X 线的透视下注射对比剂 20～30 mL。⑤病情的观察：由于注射体位及穿刺部位的特殊性，患者有恐惧和害怕的心理，在穿刺注射时，应严密观察患者的神志、面色、呼吸等，患者有无面色苍白、大汗淋漓等表现；与患者交流，鼓励患者表达，从患者的语言中进行病情的观察；告知患者在摄片过程中，若感觉不适应及时告诉医师。

（3）检查后的护理要点。①让患者在候诊室休息 30 分钟，观察其有无腹痛、恶心、呕吐等症状。发现患者病情变化及时处理，并做好记录。②嘱患者多饮水,以促进对比剂的排泄。

(七)膀胱造影检查护理要点

膀胱造影是运用导尿术注 $100 \sim 150$ mL 对比剂入膀胱内,以观察排尿形态动力学变化,主要用于排尿困难或尿失禁的患者查找病因。

1.适应证

(1)膀胱肿瘤、憩室、结石、结核、慢性炎症及其所伴随的挛缩。

(2)瘘管。

(3)膀胱功能性病变。

(4)囊肿、输尿管反流、输尿管囊肿等先天性畸形。

(5)膀胱外压性病变。

2.禁忌证

(1)严重血尿。

(2)泌尿系统感染。

(3)尿路狭窄。

(4)碘对比剂过敏。

(5)严重的心、肝、肾功能不全及其他严重的全身性疾病。

3.护理要点

(1)检查前的护理要点。①患者的评估:护士仔细阅读检查申请单,核对患者信息(姓名、性别、年龄等),详细询问病史、过敏史,评估患者病情,确认患者信息的正确。②环境准备:调节室内温度为 $22 \sim 24$ ℃,相对湿度为 $40\% \sim 60\%$,保持环境清洁,备好屏风和窗帘,以保护患者隐私。③患者签署碘对比剂使用知情同意书。④配制对比剂:碘剂:0.9%氯化钠注射液=1:1,配制量为 $100 \sim 150$ mL。⑤用物的准备:一次性导尿包、消毒剂、急救药品及物品。⑥心理护理与健康教育:护士主动与患者交流、沟通,关心、爱护患者。为患者及其家属讲解膀胱造影检查的目的、过程和注意事项。

(2)检查中的护理要点。①再次核对患者信息,评估患者的情况,有无高危因素。②携用物至检查床旁,向患者解释操作目的、配合要点及注意事项。③医师洗手、戴口罩,打开屏风,保护患者的隐私。④体位的摆放:患者平卧于检查床上,臀下垫橡胶单及中单,脱下右裤腿,两腿分开放于检查床两侧,充分暴露会阴部;患者双手上举,握住头顶固定环。⑤插管的护理:插管时按照导尿术进行消毒,严格遵守无菌技术操作原则,动作轻柔;插管成功后,排空膀胱内的尿液,避免因对比剂浓度的稀释造成膀胱及尿路显影的清晰度不够。⑥注入配制好的对

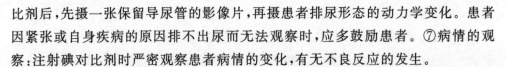

比剂后,先摄一张保留导尿管的影像片,再摄患者排尿形态的动力学变化。患者因紧张或自身疾病的原因排不出尿而无法观察时,应多鼓励患者。⑦病情的观察:注射碘对比剂时严密观察患者病情的变化,有无不良反应的发生。

(3)检查后的护理要点:检查结束后再次询问患者有无不适,要求患者在候诊处休息 15～30 分钟,严密观察患者血压、心率、呼吸,防止迟发反应的发生。

(八)四重造影检查护理要点

四重造影即排粪造影、盆腔造影、膀胱造影和女性阴道内放置浸钡标志物四者结合同时造影。先行盆腔造影,再行膀胱造影(不摄排尿动力学变化),最后结合排粪造影观察排便及排尿形态动力学变化。

1.适应证

除有排粪造影和盆腔造影适应证者外,同时伴有泌尿系统症状,如压力性尿失禁者。

2.禁忌证

同盆腔造影禁忌证,同时有膀胱炎、尿道炎者。

3.护理要点

(1)检查前的护理要点。①患者的评估:护士仔细阅读检查申请单,核对患者信息(姓名、性别、年龄、检查部位等),详细询问病史、过敏史,评估患者病情,确认患者信息、检查部位、检查方式的正确。②环境准备:调节室内温度为 22～24 ℃,相对湿度为 50%～60%,保持环境清洁,备好屏风和窗帘。③心理护理与健康教育:护士主动与患者交流、沟通,关心、爱护患者。为患者及其家属讲解四重造影检查的目的、过程和注意事项。告知患者碘对比剂应用的安全性及相关不良反应;碘对比剂具有一定的浓度和黏度,注入腹腔易刺激腹膜,可能会引起腹痛。④对比剂的准备:碘对比剂 20～30 mL;碘剂:生理盐水＝1:1 比例配制 200 mL 备用。检查前详细询问患者相关用药史及过敏史,签署碘对比剂使用知情同意书。⑤检查前嘱患者排尽大小便。⑥急救物品、药品、器材的准备。⑦备一次性导尿包 1 个。

(2)检查中的护理要点。①再次核对患者信息,评估患者的情况,有无高危因素。②携用物至检查床旁,向患者解释操作目的、配合要点及注意事项。③洗手、戴口罩,打开屏风,保护患者的隐私。④穿刺的护理:检查床倾斜 45°,患者斜靠在上面,穿刺部位选择在右下腹或肚脐下两横指处,严格无菌操作,以防腹腔感染。穿刺针头选择 9 号针头,穿刺不能过深或过浅,过深对比剂会进入肠腔;过浅则注入腹腔,使对比剂刺激腹膜引起疼痛。盆腔造影穿刺时应用无痛注射技术,解除患者的思想顾虑,分散其注意力,取合适体位,便于进针。注射时做到"二快一慢",即进针快、拔针快、推药速度缓慢并均匀,在 X 线的透视下注射对比剂20~30 mL 后行盆腔造影。⑤按导尿术放置导尿管,排净尿液,从导尿管注入配制好的对比剂 200 mL,拔出导尿管。⑥按排粪造影的操作步骤注入钡糊,在肛门和阴道放置标志物。⑦协助患者标准侧位端坐于排粪桶上,左侧靠近荧光屏,双腿并拢,双手放于膝盖处。⑧在 X 线的透视下,同时进行尿路造影、排粪造影和阴道造影检查。⑨检查完毕,协助患者穿好裤子,再次查对患者。

(3)检查后的护理要点。①让患者在候诊室休息 30 分钟,观察其有无腹痛、恶心、呕吐等不良反应。若发现患者病情变化时应及时处理,并做好记录。②嘱患者多饮水,以促进对比剂的排泄。③嘱患者多食粗纤维食物,以便钡剂的排出,若为长期便秘的患者,可口服缓泻剂或灌肠帮助排便,避免钡剂长时间遗留于肠道内形成钡石。

三、特殊造影检查护理要点

(一)T 型管造影护理要点

胆总管探查或切开取石术后,在胆总管切开处放置 T 型管引流,一端通向肝管,一端通向十二指肠,由腹壁戳口穿出体外,接引流袋。在电视监视下经 T 型管注入对比剂 20~30 mL,碘剂:生理盐水=1:1,动态观察胆管有无狭窄、结石、异物,胆道是否通畅。

(1)询问患者有无碘过敏史,签署碘对比剂使用知情同意书。

(2)配制对比剂 20~30 mL,碘剂:生理盐水=1:1。

(3)协助患者平卧于检查床上,身下垫一次性中单。

(4)妥善固定引流管、引流袋,避免在检查床转动时导致 T 型管脱出。

(5)妥善固定患者,但应避开 T 形管及伤口处。

(6)先夹闭引流管,消毒引流管接口,再将配制好的对比剂注入胆管。

(7)告诉患者在注射对比剂时会感觉右上腹胀痛,对比剂放出后症状将减轻。

(8)检查结束后开放引流管 2~3 天,使对比剂充分排出。

(二)窦道造影检查护理要点

从已知窦道口注射对比剂,在电视监测下了解各种窦道的深度、宽度、走向及有无其他开口等。

(1)询问患者有无碘过敏史,签署碘对比剂使用知情同意书。

(2)根据窦道的部位,正确摆放体位,充分暴露窦道口以便于操作,身下垫一

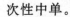

次性中单。

(3)根据窦道的深浅配制碘对比剂,碘剂：生理盐水＝1：1。

(4)严格按照无菌技术原则进行药物配制、消毒、注射。

(5)观察患者注射对比剂后有无不良反应发生。

(三)静脉肾盂造影检查护理要点

静脉肾盂造影是通过静脉注射碘对比剂后,对比剂经肾小球滤过排入尿路,使肾盂、肾盏、输尿管、膀胱显影的一种方法。此造影不但可以显示尿路的形态,还能了解肾的排泄功能。

1.造影前准备

(1)患者在检查日前1天晚上口服轻泻剂,清除肠内积粪和积气。

(2)检查日早晨禁食。

(3)造影前患者排尿,使膀胱空虚。

(4)询问患者有无碘过敏史,签署碘对比剂使用知情同意书。

(5)选择合适的血管建立静脉通道,可用留置针或头皮针。

(6)准备好急救物品及药品。

2.检查方法

(1)造影前先摄尿路平片用以对照。

(2)在腹部两侧、输尿管前方各置一棉垫,用压迫带压紧。

(3)注射对比剂后5分钟、15分钟、30分钟、40分钟各摄取前后卧位片1张,如肾功能延迟,需在1～2小时或以后再行摄片。前2张主要摄取肾盂肾盏影像,摄取第3张图像时,将压迫带取下,摄取全尿路影像,最后摄取膀胱充盈像。

(4)检查中观察患者有无异常反应。

(四)乳腺导管造影检查护理要点

乳腺导管造影是将对比剂注入乳腺导管后进行钼靶摄片,根据对比剂的分布形态,来显示病变性质和部位的一种检查方法。其主要用于乳头溢血、溢液的检查。

(1)询问患者有无碘过敏史,签署碘对比剂使用知情同意书。

(2)患者采取坐位或仰卧位,患乳常规消毒,清除乳头分泌物至清晰暴露乳孔。戴无菌手套挤捏乳晕后方使溢液挤出,以确定造影乳孔。

(3)一手固定乳头并轻微上提,用4号半注射器针头(尖端磨平)慢慢插入乳管内1～1.5 cm;缓慢推入对比剂0.5～1 mL后拔出针头,擦净溢出的对比剂即行轴、侧位摄片各1张,摄片时轻度加压,以免对比剂溢出。摄片完毕后嘱患者挤压乳房使对比剂尽量挤出。

(4)检查时注意事项：①注射对比剂时应谨慎，切勿将小气泡注入导管。②注射对比剂要适量，一般0.5～1 mL 即可。对比剂量多易渗透腺泡，致导管显示不清；量少小分支导管和末叶腺泡未能充盈，显示不够，造成误诊。注入对比剂的具体剂量应以术者感觉压力增大同时患者感觉胀痛时终止为宜，应避免压力过大使对比剂进入腺泡而造成患者痛苦。③乳腺导管针进入导管，患者不会有剧烈疼痛感，缓慢注入对比剂后，患者可有轻度胀感。若有明显胀感或胀痛，胀感消失，则可能为导管破裂，对比剂进入间质，故术者应避免过大、过快增加压力。若注射对比剂时术者发现有阻力，患者发生剧烈疼痛，则表示插管不当，人为造成一个假道，此时应立即停止注射，拔出针头。

(5)检查后询问患者有无不适，观察 30 分钟后方可离开。

第四章 常见内科疾病护理

第一节 肺 炎

一、概述

肺炎指由病原微生物、免疫损伤、过敏、药物及理化因素等引起的终末气道、肺泡和肺间质的炎症,其中细菌感染最多见。自抗生素出现以来,肺炎的治疗效果有了明显的改善。但近年来肺炎死亡率又有所上升,这与人口老龄化、环境污染、生活习惯改变等有关,加之病原体变迁、医院获得性肺炎发病率升高、不合理使用抗生素等因素。肺炎属于中医"风温""咳嗽""肺热病"的范畴。

二、病因、病机

(一)病因

肺炎常发生于劳倦过度,醉后当风等人体正气不足,表卫不固之时,感受风热之邪或风寒之邪,入里化热所致。

(二)病机

正气不足,表卫不固,不能御邪于外,邪伤肺卫,风邪束表,卫气郁闭,而见恶寒发热;肺气壅闭,失于宣达而咳嗽;肺不布津,聚而为痰,伤于寒邪则为白稀痰,伤于热邪或寒邪化热则见白黏痰或黄痰。邪气阻滞肺络,可致胸痛。邪热内盛,灼伤肺络,可见咯血。若邪气过盛,正不胜邪,邪气入里,内传营血,甚则邪热内陷,逆传心包,可致真阴欲竭,阳气虚脱。

三、护理常规

(一)休息与运动

发热患者要卧床休息,以减少氧耗。恢复期可适当活动,注意劳逸结合。

(二)饮食护理

患者进食高热量、高维生素、高蛋白质、易消化的半流质食物。伴有发热的患者应注意多饮水。轻症者无须静脉补液,脱水严重者遵医嘱补液,补充因发热出汗而丢失的水和钠,尤其是食欲减退或不能进食者,更应注意补充液体。

(三)用药护理

(1)遵医嘱准确使用抗生素,观察患者疗效和不良反应。如头孢菌素类药物可有发热、皮疹、胃肠道不适,偶见白细胞计数减少。

(2)喹诺酮类药物偶见皮疹、恶心等,不宜用于儿童。

(3)氨基糖苷类抗生素有肾毒性、耳毒性等不良反应,老年人或肾功能减退的患者应慎用。

(四)心理护理

主动询问和关心患者的需求,向患者耐心讲解疾病的有关知识,解释各种症状和不适的原因,帮助患者树立治愈疾病的信心。

(五)病情观察与护理监测

(1)观察患者的神志、体温、呼吸、脉搏、血压、尿量,做好记录,有助于明确诊断。

(2)重症肺炎不一定伴有高热,应重点观察儿童、老年人、久病体弱者的病情变化。

(3)观察患者痰液的颜色、性状、气味和量,协助患者正确留取痰标本。

(六)基础护理

做好患者口腔护理及皮肤护理。鼓励患者经常漱口,增加食欲;患者出汗时,及时协助其擦干皮肤,更换被服,保持皮肤的清洁干燥,并注意保暖。

(七)去除和避免诱发因素护理

患者应避免受凉、淋雨、吸烟、酗酒,防止过度疲劳。皮肤有痈、疖、伤口感染、毛囊炎、蜂窝织炎时应及时治疗,尤其是免疫功能低下者(糖尿病、血液病、艾滋病、肝病等患者)和慢性支气管扩张者。

四、健康教育

(一)休息与运动

注意休息,劳逸结合,生活有规律性,适当参加体育锻炼,防止感冒,增强

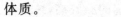

体质。

（二）饮食指导

进食高热量、高维生素、高蛋白质的易消化的半流质食物，多食用水果，避免或减少食用辛辣油腻食物。对于原有慢性心肺疾病的肺炎患者，要注意食用高蛋白食物。

（三）用药指导

指导患者遵医嘱按时服药。少数患者在服用抗生素后，可能会出现短暂性的不良反应，如头痛、恶心、呕吐、便秘或腹泻等。有些患者可能会对抗生素有变态反应，服药后如出现红疹、痒感或哮喘等症状，应立即停止服药，在医师的指导下进行处理。咳嗽剧烈影响休息且痰液不多的患者，可应用镇咳药，但不可过量，应遵医嘱服药。患者在服用化痰药物的同时，要进行有效咳嗽排痰。

（四）心理指导

长期卧床、年老体弱者易反复发生肺炎，患者及其家属心理压力大，应指导患者及其家属说出内心感受，帮助他们树立治愈疾病的信心。

（五）康复指导

（1）注意预防上呼吸道感染，加强耐寒锻炼，增强抵抗力。

（2）避免淋雨、受寒、酗酒、过劳等诱因。

（3）积极治疗原发病可以预防大叶性肺炎，如慢性心肺疾病、慢性肝炎、糖尿病和口腔疾病等。

（4）定时开窗通风，保持室内空气新鲜。通风时注意患者的保暖，避免冷空气直吹或对流。

（5）必要时可遵医嘱接种肺炎链球菌疫苗。

（六）复诊须知

按医嘱复查 CT，有感染征象时及时就诊。

第二节　冠状动脉粥样硬化性心脏病

冠状动脉粥样硬化性心脏病指冠状动脉粥样硬化使血管腔狭窄或阻塞和因

冠状动脉功能性改变(痉挛)导致心肌缺血、缺氧或坏死而引起的心脏病,统称冠状动脉性心脏病,简称冠心病,也称缺血性心脏病。

根据病理生理的变化,将冠心病分为急性冠状动脉综合征和慢性冠状动脉病两大类。急性冠状动脉综合征包括不稳定型心绞痛、非 ST 段抬高性心肌梗死和 ST 段抬高性心肌梗死。慢性冠状动脉病包括稳定型心绞痛、冠状动脉正常的心绞痛、无症状性心肌缺血和缺血性心力衰竭。冠心病属于中医"胸痹""心痛""厥心痛""真心痛"的范畴。

本病多因中老年脏腑功能渐衰,膏粱厚味损伤脾胃或七情内伤所致气滞、血瘀、痰浊内生,使脉络不通,不通则痛而发病。《金匮要略·胸痹心痛短气病脉证治》认为:"胸痹"的主要表现为胸中气塞、心痛、短气,其病理关键为胸部的"阳气"极虚所致,故临床上往往表现出本虚标实之病证。本虚以脏气亏虚为主;标实以血瘀痰阻为多见。脏气亏虚以心气虚为主。心气虚可进而导致心阳不足,阳气亏损,鼓动无力,清阳失展,血行滞涩,不通则痛。

心痛病位在心,其本在肾。肾为先天之本,心肾二脏以经络相连。肾阴不足,不能上济于心,阴虚生内热,热结于里,熬煎血液而成瘀滞,阻于心脉,心失所养,而致心痛。肾阳不足,心失温煦,亦可致心阳不足,鼓动无力,而成瘀滞。血瘀痰阻,又以血瘀为多见,因寒凝、热结、痰阻、气滞、气虚等因素皆可致血脉瘀滞,而为瘀证,血瘀停着不散,心脉不通,故疼痛如刺如绞而痛处不移。

本节主要介绍心绞痛和急性心肌梗死两个类型的护理。

一、心绞痛

(一)分类

1.稳定型心绞痛

稳定型心绞痛也称稳定型劳力性心绞痛,是在冠状动脉狭窄的基础上,由于心肌负荷的增加引起心肌急剧的、暂时的缺血与缺氧的临床综合征。

2.不稳定型心绞痛

临床上已趋向将除典型的稳定型心绞痛以外的缺血性胸痛统称为不稳定型心绞痛。

(二)护理常规

1.休息与运动

根据患者病情合理安排休息和活动,保证足够的睡眠。心绞痛发作频繁时,患者应卧床休息,保证环境安静,严格限制探视;疼痛加重时,立即停止活动,就地休息。

2.饮食护理

合理饮食,给予患者低脂肪、低胆固醇、低热量、适量纤维素的饮食。进食不宜过饱,避免暴饮暴食,戒烟酒,不饮浓茶和咖啡。

3.用药护理

指导患者遵医嘱服药,密切观察药物的效果和不良反应。心绞痛严重时,遵医嘱舌下含服或静脉滴注硝酸甘油等,用药时注意滴速和血压的变化。

4.心理护理

给予患者安抚和心理支持,指导患者放松,缓解和消除其紧张情绪。

5.病情观察与护理

评估患者疼痛的部位、性质、程度、持续时间,给予心电监护,描记疼痛发作时的心电图,严密监测患者心率、心律、血压变化,观察患者有无面色苍白、大汗、恶心、呕吐等。

6.基础护理

保持排便通畅,避免用力排便,必要时使用缓泻药或开塞露纳肛。

7.去除和避免诱发因素护理

情绪激动、劳累、寒冷或饱餐等都是心绞痛发作的诱因,应尽量避免。

(三)健康教育

1.休息与运动

适当运动,以有氧运动为主,运动应循序渐进,最大活动量以不出现心绞痛症状为宜,一般以打太极拳、慢跑、步行等为主,每周3~4次,每次30分钟。避免在运动后立即用热水或冷水洗澡。

2.饮食指导

进食清淡易消化的食物,少食多餐,避免暴饮暴食。禁烟酒、浓茶、刺激性食物。

3.用药指导

遵医嘱服药,不得擅自改量、换药,监测药物不良反应。外出随身携带硝酸甘油以备急需。

4.心理指导

保持平和心态,缓解精神压力。

5.康复指导

教会患者及其家属心绞痛发作时的缓解方法,心绞痛发作时,立即停止活动或舌下含服硝酸甘油,稳定后方可活动;若疼痛持续时间延长,且药物不能缓解,或发作频繁,须立即就医。

6.复诊须知

定期门诊复诊。复诊时复查心电图、血糖、血脂等,如有不适,随时就诊。

二、急性心肌梗死

急性心肌梗死是在冠状动脉病变的基础上,发生冠状动脉血供急剧减少或中断,使相应心肌因严重而持久的急性缺血而导致心肌坏死。临床上表现为持久的胸骨后剧烈疼痛、发热、白细胞计数增加、血清心肌坏死标志物增高及心电图进行性改变,可发生心律失常、休克或心力衰竭,属急性冠状动脉综合征的严重类型。

(一)护理常规

1.休息与运动

患者卧床休息 24 小时,限制探视,协助其所有生活护理,若病情稳定无并发症,24 小时后可允许患者床上活动、坐床旁椅,逐渐过渡到床边活动。3~5 天后患者可在室内行走、室外走廊散步。若有并发症,则应适当延长卧床时间。

2.饮食护理

患者急性期内进食流食,之后改为软食。少食多餐,宜给予低热量、低脂肪、低钠盐、产气少、适量纤维素的清淡食物。

3.用药护理

遵医嘱应用镇痛药物,溶栓治疗时应监测患者血压、凝血时间,观察药物不良反应。

4.心理护理

给予患者心理支持,缓解紧张和焦虑情绪。

5.病情观察与护理

急性期持续心电监护,密切观察患者神志、体温、心率、心律、血压、呼吸、尿量、末梢循环等变化,如发现频发室性期前收缩、严重的房室传导阻滞时,应立即通知医师,遵医嘱使用利多卡因等药物,警惕心室纤颤或心脏停搏的发生。

6.基础护理

间断吸氧 2~5 L/min,3~7 天为宜,如有并发症可延长吸氧时间;协助患者进食、排尿、排便、洗漱、翻身等活动,注意口腔和皮肤的清洁卫生;预防便秘,避免用力排便,必要时使用缓泻药或开塞露纳肛。

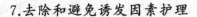

7.去除和避免诱发因素护理

避免过劳、情绪激动、屏气、用力动作和精神过度紧张。

8.其他

行经皮冠状动脉介入治疗的患者,按介入治疗护理常规护理。

(二)健康教育

1.休息与运动

患者应养成规律的起居生活习惯。根据自身情况,选择合适的运动方式,循序渐进,以不引起不适为度。

2.饮食指导

合理调整饮食,以清淡易消化为宜,多进食新鲜水果、蔬菜和富含纤维素的食物,少食高脂肪、高胆固醇的食物,忌烟、酒、咖啡、浓茶及辛辣刺激性食物。

3.用药指导

遵医嘱按时服药。告知患者药物的作用和不良反应。若患者胸痛发作频繁、程度较重、时间较长,服用硝酸酯制剂无效时,应及时就医。

4.心理指导

放松心情,愉快生活,缓解生活及工作中的压力,对任何事情要泰然处之。

5.康复指导

建议患者出院后进行康复训练,一般分阶段、循序渐进地增加活动量,提倡少量、重复、多次运动,适当的间隔休息。患者在爬上、下两层楼梯或步行 2 km 而无任何不适时,可以恢复性生活。经 2～4 个月的体力活动锻炼后,酌情恢复部分或轻工作。

6.复诊须知

定期门诊复诊。复诊时复查心电图、血糖、血脂等;指导患者自我识别心肌梗死的先兆症状,如心绞痛发作频繁或程度加重、含服硝酸甘油无效时应及时就诊。

第三节　高　血　压

一、概述

高血压是指在静息状态下动脉收缩压和(或)舒张压增高[≥18.7/12.0 kPa

(140/90 mmHg)〕,常伴有脂肪和糖代谢紊乱,以及心、脑、肾和视网膜等器官功能性或器质性改变。临床上很多高血压患者(特别是肥胖型)常伴有糖尿病,而糖尿病也较多的伴有高血压。高血压属于中医"头痛""眩晕""中风"的范畴。

二、病因、病机

(一)病因

目前,认为高血压的主要病因是饮食劳倦和情志失调,同时又与年龄、生活起居等因素密切相关。

(二)病机

病机表现为风、火、痰、虚、瘀。

1.风

因思虑忧伤,精神紧张,急躁善怒,导致肝郁气滞,若化热且热极生风,风阳上扰头目,则有头痛、眩晕诸症。

2.火

因烦劳,五志过极,则化热生火,火盛则水衰,不能制火而涵木,形成肝火循经上冲头目,而出现高血压诸症。

3.痰

饮食膏粱厚味,体肥而气弱则食滞不化,聚湿成痰,痰浊中阻,阻遏气机的正常升降,则眩晕内生。

4.虚

嗜欲无度,劳役伤肾,或生育太多,以致肾水亏虚,肾虚不能上滋肝木,肝阳无制而妄动,不能上承心火,则成心肾不交等诸症。

5.瘀

病程日久,或久治不愈即可导致瘀血的产生,而气虚、肝火、痰阻等皆可成为血瘀证的病因。

三、护理常规

(一)休息与运动

根据患者的血压合理安排休息和活动,保证充足睡眠。血压控制不理想、波动大时,应避免剧烈活动;严重高血压或出现有头痛、胸闷、恶心等症状时卧床休息。

(二)饮食护理

饮食以低脂肪、低胆固醇为主,体重超重者应控制饮食量。多吃蔬菜、水果,限制钠摄入,忌烟酒。

(三)用药护理

根据医嘱选用降血压作用好,不良反应小的药物。目前,常用降血压的药物主要有利尿药、β受体阻滞剂、钙通道阻滞剂、血管紧张素转化酶抑制剂、血管紧张素Ⅱ受体阻滞剂等,注意观察药物的不良反应。坚持长期联合用药,采用阶梯式治疗方案。清晨醒后第一时间服药,服药后注意预防直立性低血压,如避免突然改变体位,动作宜缓慢等。

(四)心理护理

做好心理护理,使患者保持情绪稳定,积极配合治疗及护理。

(五)病情观察与护理

密切观察患者的生命体征,观察其有无头痛、胸闷、恶心等症状,严防高血压危象的发生。

(六)基础护理

高血压危重症患者应避免一切不良刺激和不必要的活动;保持排便通畅,预防便秘。

(七)去除和避免诱发因素护理

去除和避免诱因,如情绪激动、精神紧张、身心过劳;冬季外出时注意保暖,室温不宜过低,避免剧烈运动和用力咳嗽等。

四、健康教育

(一)休息与运动

选择合适的运动方式,最好是有氧运动,如散步、慢跑、打太极拳、游泳等,避免运动量和运动强度过大。当运动中出现头晕、心慌、气急等症状时应就地休息。

(二)饮食指导

指导患者坚持低钠、低脂肪、低胆固醇饮食,限制动物脂肪、内脏、鱼子、软体动物、甲壳类食物,补充适量蛋白质,多吃新鲜蔬菜、水果,防止便秘。肥胖者控制体重。

（三）用药指导

告诉患者及其家属有关降血压药的名称、剂量、用法、作用与不良反应，教育患者服药剂量必须遵医嘱执行，不可随意增减药量或突然换药。

（四）心理指导

指导患者调整好心态，学会自我调节，避免情绪激动。

（五）康复指导

教会患者家属测量血压的正确方法，监测病情变化。

（六）复诊须知

定期复查，如血压控制不理想或有头晕、心律失常等症状时随时就诊。

第四节　糖　尿　病

一、概述

糖尿病是由遗传和环境因素相互作用而引起的一组以慢性高血糖为特征的代谢异常综合征。因胰岛素分泌或作用的缺陷而引起糖类、蛋白质、脂肪、水和电解质等代谢紊乱。随着病程延长，可出现眼、肾、神经、心脏、血管等多系统的损害，引起功能缺陷及衰竭。重症或应激时可发生酮症酸中毒、高血糖高渗状态等急性代谢紊乱。糖尿病属于中医"消渴"的范畴。

二、病因、病机

（一）病因

此病是由于素体阴虚，饮食不节，情志失常，劳欲过度所致。《灵枢·五变》篇说："五脏皆柔弱者，善病消瘅。"其指出五脏虚弱是发生糖尿病的主要因素。饮食不节，长期过食肥甘、饮酒致脾胃运化失常，积热内蕴，化燥耗津，成为消渴。情志失调，长期精神刺激，导致气机郁结，进而化火，导致阴虚火旺，上蒸肺胃而成为消渴。

(二)病机

1.阴虚为本,燥热为表

两者往往互为因果,燥热甚则阴愈虚,阴愈虚则燥,热愈甚。病变的脏腑,着重于肺、胃、肾,而以胃为关键。三者之中虽可有偏重,但往往互为影响。肺主治节,为水之上源。如肺燥阴虚,津液失去输布,则胃失濡润,肾失滋源,胃热偏盛,则可灼烧肺津,耗损肾阴,而肾阴不足,阴虚火旺,亦可上炎肺、胃,终至肺燥、胃热、肾虚,常可同时存在,多饮、多食、多尿亦常互相并见。

2.气阴两伤,阴阳俱虚

迁延日久,阴损及阳,可见气阴两伤,或阴阳俱虚。

3.阴虚燥热

燥热内结,营阴被灼,经脉瘀阻,瘟毒成脓,脚部感染,久不得愈。阴虚燥热内炽,炼液成痰,痰阻经络,而出现中风、偏瘫。阴损及阳,脾肾衰败,水湿潴留,泛滥皮肤,成为水肿。若阴经极度耗损,虚阳浮越,可见面红、头痛、烦躁、呕吐、目眶内陷、唇舌干红,最后因阴竭阳亡,四肢厥冷,出现生命危机。

三、护理常规

(一)休息与运动

运动是最好的降糖药,鼓励患者主动运动,帮助患者选择运动的方式、时间、强度等。指导患者进行有氧运动,以步行作为首选的锻炼方式。(安全最高心率＝170－年龄)

(二)饮食护理

低钠、低脂肪、低胆固醇、高纤维素、优质蛋白质饮食,控制总热量,合理分配三大营养物质,营养均衡,提倡饮食多样化,荤食、素食搭配,粗粮、细粮搭配,不吃油炸食品及甜食,多食含纤维素丰富的食物。肾功能不良者要限制蛋白质的摄入。

(三)用药护理

1.口服降血糖药的护理

目前常用的口服降血糖药物分为以下 5 类。

(1)磺脲类:应饭前 30 分钟服用,如格列吡嗪、格列齐特等。其不良反应是易发生低血糖反应。

(2)双胍类:二甲双胍肠溶片应饭前 30 分钟服用,二甲双胍应饭后或饭中服用。其不良反应是对胃肠道有刺激作用。

(3)苯甲酸类衍生物:应饭前 10～15 分钟服用,如瑞格列奈、纳格列奈。其不良反应较少。

(4)糖苷酶抑制药:在吃第一口饭的同时嚼服,如阿卡波糖。其不良反应是易引起腹胀。

(5)胰岛素增敏药:一般在饭前服用,如吡格列酮。其不良反应是可加重水肿,引起体重增加。

2.皮下注射胰岛素的护理

(1)胰岛素保存:已经开封的胰岛素要在 2～8 ℃的冰箱内冷藏保存,严禁冷冻。开瓶的胰岛素可在 25 ℃以下的室温保存,有效期为 4 周。

(2)注射部位:胰岛素注射的常用部位有腹部脐周 5 cm 以外,上臂三角肌下缘,臀部外上 1/4 处,股前、外侧。要经常更换注射部位,2 次间隔距离＞1 cm,避免在有瘢痕、硬结的部位注射。

(3)注射时间:胰岛素餐前注射,注射后及时进餐,以免发生低血糖。

(4)操作规范:严格无菌操作,使用 75％乙醇溶液消毒,每次更换针头。

(5)剂量准确:注射前要排气,胰岛素要混匀;注射后停留 15 秒,不要按揉。

(6)心理护理:消除患者的恐惧和焦虑的心理,鼓励患者接受和配合胰岛素治疗。

(7)观察不良反应:观察患者有无低血糖反应、感染、皮下硬结、胰岛素过敏、水肿等。

(四)病情观察与护理

观察患者血糖、血压、血脂、尿常规等变化,及早发现各种并发症,给予相应的护理。当患者出现头晕、乏力等不适时,及时监测血糖。若血糖＜3.9 mmol/L 时,及时给予相当于 15 g 的糖块、甜食等,并通知医师,15 分钟后复测。重者遵医嘱应用 50％葡萄糖注射液口服或静脉推注。

(五)心理护理

鼓励患者积极学习糖尿病的自我管理知识,提高糖尿病知识和技能,增强患者战胜糖尿病的信心。

(六)糖尿病足的防护

(1)评估患者有无发生糖尿病足的危险因素。

(2)每天检查双足皮肤、感觉,有无损伤溃疡等,定期做足部保护性感觉测试。

（3）预防外伤。①洗足：保持足部清洁，每天用温水清洗足部5～10分钟，水温＜37 ℃。②擦足：用浅色、柔软毛巾擦足，注意轻沾足趾间水分。③剪趾甲：不要剪太短，要平剪。④袜子：穿浅色、松口、柔软、透气的棉质袜子，经常更换，保持清洁。不穿粗糙、有破洞的袜子。⑤选鞋：选择宽头、厚底、透气、鞋号合适、可调节松紧的胶鞋或运动鞋，不穿尖头皮鞋或露趾的拖鞋。穿鞋前检查鞋内有无异物，在下午买鞋，新鞋试穿 20～30 分钟无异常后方可穿。⑥避免使用暖水袋、电热毯等，以防烫伤。

（4）促进局部血液循环：如按摩足部、加强运动等。

（5）积极治疗脚气等足部皮肤疾病，不到修足房修足。

（6）劝导患者戒除不良习惯，应戒烟限酒。

（7）控制血糖、血脂、血压，使其达到理想指标。

(七)糖尿病酮症酸中毒、高渗性昏迷患者的护理

（1）要绝对卧床休息，持续吸氧。

（2）及时开辟 2 条静脉通路；遵医嘱及时补液和应用胰岛素。

（3）严密观察患者神志和生命体征的变化，监测其血糖、尿酮体、电解质和渗透压的变化，详细记录出入量。

（4）做好基础护理和生活护理，预防护理并发症。

（5）持续吸氧，注意保暖。

（6）昏迷者执行昏迷患者护理常规。

(八)并发症的护理

患者并发心脑血管疾病、肾病、视网膜病变等各种慢性疾病时，按照相应疾病的护理进行。

四、健康教育

(一)休息与运动

适当的运动有利于减轻体重，提高胰岛素的敏感性，改善血糖和脂代谢紊乱，还可减轻患者的压力和情绪紧张，使患者心情舒畅。运动方式以有氧运动为主，步行可作为首选。运动时间应在饭后1小时开始，持续 30～60 分钟，避免空腹运动。运动时要随身携带饼干、糖块等，运动过程中一旦出现心悸、出汗、饥饿感等症状时，应立即停止运动，及时补充食物。另外，外出运动时，要随身携带糖尿病救治联系卡,卡上注明患者姓名、年龄、家庭地址、联系电话和疾病名称。

(二)饮食指导

1.计算理想体重

理想体重(kg)=身高(cm)-105。

2.根据活动强度计算每天总热量

每天所需总热量=每天每千克体重所需热量×理想体重。

(1)成年人休息状态下,每天每千克体重给予热量 0.10~0.13 kJ。

(2)成年人轻体力劳动者,每天每千克体重给予热量0.13~0.15 kJ。

(3)成年人中体力劳动者,每天每千克体重给予热量 0.15~0.17 kJ。

(4)成年人重体力劳动者,每天每千克体重给予热量 0.17 kJ 以上。

(5)儿童、孕妇、哺乳期女性、营养不良和消瘦者、伴有消耗性疾病者应酌情增加,肥胖者酌情减少 0.02 kJ。

3.糖类、蛋白质、脂肪的分配

(1)糖类(G)=每天所需总热量×(50%~60%)/4。

(2)蛋白质(G)=每天所需总热量×(15%~20%)/4。

(3)脂肪(G)=每天所需总热量×(25%~30%)/9。

4.每餐热量分配

每餐热量可按每天 3 餐分配为 1/5、2/5、2/5,或 1/3、1/3、1/3;也可按 4 餐分为 1/7、2/7、2/7、2/7。

5.严格控制总热量

可少食多餐,定时定量进餐,忌食油炸食物,限制各种甜食,低钠、低脂肪、低胆固醇、高纤维素的食物,戒烟限酒。

6.使用食品交换法

教会患者饮食多样化,提高患者的生活质量。

(三)用药指导

指导患者遵医嘱服用各种药物,注意服药与饮食的关系,不要随意增加和停用药物,不跟着广告买药吃。患者应正确掌握胰岛素的保存和使用的方法。

(四)心理指导

告知患者糖尿病虽然是一个慢性终身性疾病,但是只要长期控制好血糖、血脂、血压,就可以延缓糖尿病慢性并发症的发生和发展的过程,像健康人一样生活,以提高患者战胜疾病的信心。

(五)康复指导

(1)指导患者坚持糖尿病饮食。

(2)指导患者安全、合理地运动。

(3)指导患者正确用药,规范使用胰岛素治疗。

(4)教会患者监测血糖,并掌握血糖的控制标准。

(5)告知患者发生低血糖的原因、表现、危害及自我救治措施。外出时携带糖尿病救治联系卡、饼干、甜食等。

(6)告知患者糖尿病的各种慢性并发症的防治。

(7)指导患者外出旅游、驾车、参加宴会等特殊情况下的注意事项。

(六)复诊须知

指导患者定时复查糖化血红蛋白、血脂、血压、心脏、眼底、肾功能等。

第五节 消化性溃疡

一、概述

消化性溃疡是发生在胃和十二指肠的慢性溃疡,即胃溃疡和十二指肠溃疡,因胃溃疡形成与胃酸(胃蛋白酶)的消化作用有关而得名。消化性溃疡属于中医"胃脘痛""痞满""反胃""嘈杂"的范畴。

二、病因、病机

(一)病因

1.情志所伤

忧思恼怒,情怀不畅,肝郁气滞,疏泄失职,横逆犯胃侮脾,可使脾胃升降失常,气血壅滞不畅,而致胃脘痛。

2.饮食所伤

饥饱无常或暴饮暴食,损伤脾胃之气,脾失运化,胃气不降,中土壅滞则胃脘胀痛。或过食生冷,寒积胃脘,气血凝滞不通,致胃寒作痛,或恣食肥甘辛辣,过饮烈酒,损伤脾胃,以致湿热内生,阻滞中焦,气血不和,而致胃痛。

3.脾胃虚弱

素体脾胃虚弱,先天禀赋不足;或胃病经久不愈,反复发作,耗伤脾胃之气,或劳倦内伤,耗伤脾气;或用药不当,损伤脾胃,均可导致脾胃虚弱。偏于阳虚者,常因饮食不节,或过食生冷,或触冒风寒而诱发;偏于阴虚者,常因进食燥热辛辣之品,或情志郁结而诱发。若脾虚不能统血,血渗脉外,可致呕血、便血。

(二)病机

由于七情刺激,特别是忧思恼怒,引起肝胃不和,上虚木横,气滞血瘀,以及长期饮食不节,劳倦内伤,病久不愈,导致脾胃虚弱,气血失调,同时依据患者的体质趋向、病情的深浅及治疗的反应,虚证可能从寒化或从热化。若从寒化,脾胃气虚进一步发展为脾胃虚寒;若从热化,则引起肝胃阴虚,虚热内生,出现脾胃虚热。不论是虚寒,抑或虚热,均会导致脉络瘀阻,表现为兼见血瘀,在少数情况下,也可兼见挟痰湿或挟食滞,各类证候之间,常相互关联和影响,因此应结合病情注意观察分析,抓住重点灵活地进行辨证论治。

三、护理常规

(一)休息与运动

症状较重者应卧床休息,病情较轻者可适当活动。

(二)饮食护理

饮食应定时定量,少食多餐,细嚼慢咽。患者宜选择营养丰富、易消化、无刺激性的食物。症状重者以淀粉为主。避免食用化学性刺激性强的食物,如辛辣、咖啡、蒜、醋、浓肉汤等。避免食用机械性、刺激性强的食物,如粗纤维素、生冷、硬的食物。

(三)用药护理

1.抗酸药

抗酸药宜饭后1小时和睡前服用,避免与牛奶、酸性食物、饮料同服。

2.H_2受体拮抗剂

H_2受体拮抗剂应在餐中或餐后服用,也可把1天的量在睡前服用。

3.质子泵抑制剂

奥美拉唑可引起头晕,延缓地西泮、苯妥英钠代谢和排泄,联合应用时应慎重;兰索拉唑可引起荨麻疹、皮疹、瘙痒、头痛和肝功能异常。

4.其他用药

硫糖铝应在餐前1小时服用,可有口干、便秘、皮疹等不良反应。

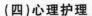

（四）心理护理

保持心情舒畅，对疾病有正确态度。

（五）病情观察与护理

（1）观察患者有无呕血、黑便的情况，观察患者有无腹痛加剧、腹肌紧张、腹膜刺激征等穿孔的表现。

（2）观察患者有无呕吐频繁、呕吐隔夜饭等幽门梗阻的表现。

（3）观察患者有无乏力、腹胀、心悸等电解质紊乱的表现，及时通知医师，给予处理。

（六）基础护理

保持病室环境清洁，创造良好的就餐环境；给予患者口腔护理，去除口腔异味，增加患者舒适度。

（七）去除和避免诱发因素护理

生活有规律，避免过度劳累和精神紧张。季节交替时要格外注意，防止复发。

四、健康教育

（一）休息与运动

生活规律，适当锻炼，增强体质，劳逸结合，保证足够的休息和睡眠，避免过度劳动和精神紧张，病情发作时需卧床休息。

（二）饮食指导

加强饮食调节，进食易消化、富有营养的无刺激性的食物，定时定量，少食多餐，细嚼慢咽。

（三）用药指导

患者应按时服药，了解药物的使用方法、不良反应、药物疗效。

（四）心理指导

患者应保持心情舒畅，对疾病有正确态度。

（五）复诊须知

15～30天复诊，不适随诊。

第六节 肾病综合征

一、概述

肾病综合征可由多种病因引起,肾小球基膜通透性增加,表现为大量蛋白尿、低蛋白血症、高度水肿、高脂血症的一组综合征。肾病综合征属于中医"水肿""虚劳"的范畴。

二、病因、病机

肾病综合征是由多种病因和疾病引起的临床上以水肿为特征的症候群。

(一)病因

(1)风邪外袭、风寒外束或风热上受,可致肺气失于宣畅。肺合皮毛,为水之上源,肺失宣畅,则水液不能敷布,于是流溢肌肤,发为水肿。

(2)时令阴雨、居处湿地、涉水冒雨等致湿邪内侵,均能损伤脾胃运化水湿的功能,使脾气不能升清降浊,水液泛于肌肤,而成水肿。

(3)湿热疮毒痈疖、乳蛾红肿、猩红斑疹、疱疹成脓等,均可致湿热毒邪弥漫三焦,伤及气化,致水液停蓄发为水肿。

(4)气滞血瘀、水湿内留,阻滞气机,或久病不愈,由气及血,均可伤及肾络。肾络不通,水道瘀塞,开阖不利,可致水气停着,发为水肿。

(5)劳倦内伤或纵欲,均能耗气伤精,累及脾肾,致精血亏乏,水湿内生,发为水肿。

(二)病机

此病以脾肾功能失调为重心,阴阳气血不足,尤其阳气不足为病变之本;以水湿、湿热、瘀血阻滞为病变之标,表现为虚中夹实之证;病程中易感外邪,也常因外感而加重病情。如病情迁延,正气愈虚,邪气愈盛,日久则可发生癃闭、肾衰竭等。

三、护理常规

(一)休息与运动

患者应卧床休息,保持适当的床上及床旁活动,以防肢体血栓形成。当疾病缓解后,可适当增加活动,有利于减少并发症,降低血脂。

(二)饮食护理

进食低钠、低脂肪、高维生素的食物。对于水肿、尿少和高血压患者每天钠的摄入量<3 g;对于身体不肿且尿量正常的患者每天钠的摄入量可以不超过5 g。水肿患者应限制饮水。低脂肪饮食,少吃高胆固醇食物,如油炸食品、蛋黄、鱼子、软体海鲜(鱿鱼等)、动物的内脏及表皮等。肾功能正常的患者不需刻意加强优质蛋白质、限制植物蛋白的摄入。

(三)用药护理

(1)泼尼松应用过程中严格遵照医嘱给药,保证服药;注意激素不良反应,如库欣综合征、高血压、消化性溃疡、骨质疏松等。

(2)应用利尿药期间应观察尿量,尿量过多时与医师联系,遵医嘱减量或停用,防止发生电解质紊乱。

(3)使用免疫抑制剂(如环磷酰胺)治疗时,注意白细胞计数下降、脱发、胃肠道反应及出血性膀胱炎等。其他不良反应,如脱发、口腔炎、中毒性肝炎、皮肤色素沉着、女性月经紊乱、男性患者无精子或精子减少、肺纤维化、感染等。药物渗出可引起周围组织坏死。用药期间要多饮水和定期查血常规,疗程不超过12周,以免引起性腺损害。

(4)使用抗凝药物时,注意观察患者有无出血倾向,监测凝血时间。

(四)心理护理

由于该病病情容易反复和患者对疾病的认识不足,极易出现焦虑不安的心理,加强对患者的心理护理,帮助其树立战胜疾病的信心,使其积极配合治疗和护理。

(五)病情观察与护理

1.水肿

全身重度水肿者应卧床休息至水肿消退,注意保暖和个人卫生,做好皮肤护理。严格记录24小时液体出入量,限制液体入量,进液量等于前1天尿量加上500 mL,每天监测体重并记录。

2.预防感染

加强患者皮肤和口腔的护理;病房定时进行空气消毒,减少探视人数;各种操作严格执行无菌操作原则;病情好转后或激素用量减少时,适当锻炼以增强抵抗力。

3.预防血栓

急性期卧床休息,给予双下肢按摩;恢复期活动与休息交替进行。遵医嘱应用低分子肝素治疗。观察患者有无肾静脉血栓,如腰痛、肾大、肾功能恶化等。观察患者有无肺栓塞,如咯血、喘憋、心肌梗死及脑梗死等。

(六)基础护理

密切观察患者血压、水肿、尿量的变化;一旦血压下降、尿量减少时,应警惕循环衰竭或急性肾衰竭。观察水肿变化,记24小时液体出入量,每天记录腹围、体重,每周送检尿常规2次或3次。保持皮肤清洁、干燥,避免擦伤和受压,定时翻身。必须肌内注射时,严格消毒,注射后按压时间稍长些,以防药液外渗。

(七)去除和避免诱发因素护理

保持室内空气新鲜,每天至少开窗通风2次;限制探视和陪床人数,减少患者与外界的接触,以防外源性感染。

四、健康教育

(一)休息与运动

保持良好的休息,劳逸结合,合理饮食。

(二)饮食指导

根据医嘱指导饮食,一般让患者进低钠、低脂肪、优质蛋白质的食物。

(三)用药指导

按时、按量服药,不得随意减量或停药,避免使用肾毒性药物。

(四)心理指导

由于该病病情容易反复和患者对疾病的认识不足,极易出现焦虑不安的心理,加强对患者的心理护理,帮助其树立战胜疾病的信心,使其积极配合治疗和护理。

(五)康复指导

指导患者预防各种感染的发生。养成良好的卫生习惯,勤换内衣,注意口腔和饮食卫生。向患者讲解激素治疗的重要性,使患者及其家属主动配合与坚持按计划用药。

(六)复诊须知

定期门诊复查。若出现少尿、水肿、尿液浑浊、感冒等症状时,应及时就医。

第七节　类风湿关节炎

一、概述

类风湿关节炎是一种常见的以关节病变为主的慢性全身性自身免疫疾病，其不仅侵犯与骨骼连接的滑膜、软骨、韧带、肌腱和肌肉等组织，还影响到心、肺、血管等器官。女性发病多于男性，作用期与缓解期交替，人体消耗大，致残率高。类风湿关节炎属于中医"痹病"的范畴，更与古籍中"历节病""风湿""鹤膝风"等病的描述相似。

二、病因、病机

（一）病因

中医对类风湿关节炎病因的认识最早见于《内经》，《素问·痹论》指出"风、寒、湿三气杂至，合而为痹，其风气胜者为行痹，寒气胜者为痛痹，湿气胜者为著痹也""所谓痹者，各以其时重感于风寒湿之气也"。除此之外，《素问·痹论》还认为"所谓饮食居处，为其病本"，痹病的产生又与饮食和生活环境有关。而在《素问·评热病论》中曰："风雨寒热，不得虚，不能独伤人""不与风寒湿气合，故不为痹"。可见古人对类风湿关节炎的发病即看到了其外部因素，同时也意识到了它的内部因素，概括地说风、寒、湿、热是类风湿关节炎发生发展的外部因素，而诸虚内存，正气不足才是其发病的内部因素。

（二）病机

类风湿关节炎的发病是内因与外因相互作用的结果，外感六淫是致病的外部因素，或风寒合病，或寒湿杂病，或风湿相兼，或湿热相合，使气血运行不畅而发病。正气不足，人体禀赋阴阳各有偏盛偏衰，使人体容易被外邪所伤，是类风湿关节炎发病的根本原因，也是发病的内在基础。病邪作用于人体产生瘀血痰浊，而瘀血痰浊也是类风湿关节炎发病的病因之一，瘀血痰浊既阻滞气血经脉，又相互影响，相互作用，使瘀血痰浊互相交结，胶着于经络血脉和肌肤筋骨关节，使类风湿关节炎顽固难愈，成为顽痹，迁延时日，久痹入络，经久不愈。痹证日久，首先是风寒湿痹或热痹久病不愈，气血阻滞日久加重，瘀血痰浊阻痹经络，临床可表现为关节肿大，屈伸不利，皮肤瘀斑或结节；其次是外邪入侵，日久不去，

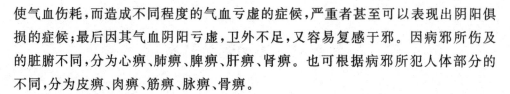

使气血伤耗,而造成不同程度的气血亏虚的症候,严重者甚至可以表现出阴阳俱损的症候;最后因其气血阴阳亏虚,卫外不足,又容易复感于邪。因病邪所伤及的脏腑不同,分为心痹、肺痹、脾痹、肝痹、肾痹。也可根据病邪所犯人体部分的不同,分为皮痹、肉痹、筋痹、脉痹、骨痹。

三、护理常规

(一)休息与运动

根据疼痛程度合理安排休息,急性期卧床休息,限制活动。观察疼痛的部位、性质。

(二)饮食护理

给予高蛋白质、高维生素、低脂肪的食物,注意补充钙质。急性期患者禁食海鲜及辛辣刺激性食物。用激素治疗时,给予低钠、低糖的食物,预防水钠潴留和血糖升高。

(三)用药护理

遵医嘱给予药物,注意观察药物的疗效和不良反应。非甾体抗炎药尽量在饭后服用,避免胃肠道不良反应;使用甲氨蝶呤静脉泵入时,应控制泵速,注意观察患者有无恶心、呕吐,注射局部有无外渗;短时间使用大剂量糖皮质激素时,密切观察患者的生命体征,有无胃肠道反应及精神亢奋等。指导患者按时准确服药、提高用药依从性。

(四)心理护理

做好心理护理,使患者保持情绪稳定,积极配合治疗和护理。

(五)病情观察与护理

密切关注发热患者的体温变化,根据医嘱采取适当的降温措施。评估患者的疼痛程度,根据医嘱用药。

(六)基础护理

因关节疼痛或畸形而长期卧床的患者,注意皮肤受压的情况,预防压疮发生。

(七)去除和避免诱发因素护理

预防感冒,避免寒冷潮湿的环境;饮食上避免生、冷食物及海鲜,防止腹泻发生。

四、健康教育

(一)休息与运动

合理安排休息,恢复期活动以不引起劳累为宜。

(二)饮食指导

避免生冷的食物,忌食海鲜及辛辣刺激性食物,注意饮食卫生。

(三)用药指导

严格遵医嘱服药,不随意停药和减量、更换药物;告知患者药物的作用与不良反应;出现不良反应时要及时就诊。

(四)心理指导

告知家属给予患者积极的支持,帮助患者树立战胜疾病的信心,使其保持稳定的情绪。

(五)康复指导

注意避寒、保暖,注意关节功能的锻炼;手指避免用力撑床、提重物,以免加重畸形。

(六)复诊须知

定期复查肝功能和血常规等。

第八节　系统性红斑狼疮

一、概述

系统性红斑狼疮是累及多系统、多器官的自身免疫性疾病,常累及皮肤、关节、浆膜、心脏、肾、神经系统和血液系统等多个器官及系统。此病以病情缓解和急性发作交替出现为特点,临床上常表现为发热、皮疹(以颧部蝶形红斑、丘疹多见)、关节痛、浆膜炎及肾、心血管、肺、神经系统、消化系统等损害。在中医学中没有系统性红斑狼疮的专有病名;但在中医古籍中有其相似的临床症状描述,分别为"红蝴蝶疮""蝴蝶斑""赤丹""茱萸丹""日晒疮""痹证""周痹"等。

二、病因、病机

中医学对本病病因的认识尚不统一,归纳起来大致有素体亏虚、风湿侵袭、热毒蕴积、瘀血阻滞、正气虚损。

(一)素体亏虚

《素问·评热病论》云:"邪之所凑,其气必虚。"正气不足是疾病发生的内在根据。流行病学及临床观察表明,系统性红斑狼疮发生具有遗传倾向。即患者多有系统性红斑狼疮的易患体质,即先天禀赋不足。此外,人体反复感受外邪,损伤正气,正伤后也易发病。先天不足是患病的根本,肝肾阴精亏虚是系统性红斑狼疮发病的基础。

(二)外因诱发

系统性红斑狼疮常常是在素体亏虚的基础上由外邪侵袭而诱发。诱使本病发作的外因常有日光暴晒、六淫侵袭、情志内伤、劳累过度、药物或饮食所伤等。外感阳邪则阳热亢盛而消灼阴液;日光曝晒则酿生毒热,轻则伤肤损络,重则波及脏腑;过食辛辣刺激性食物及情志过极,均易生内热,耗伤阴液。以上因素均可诱发患者发病。热毒燔灼营血,营阴亏虚导致血瘀,易出现斑疹、出血等症状。

三、护理常规

(一)休息与活动

急性活动期患者要卧床休息,勿过度劳累。

(二)饮食指导

给予低钠、低糖、低脂肪、高蛋白质的食物。

(三)用药护理

静脉使用环磷酰胺时,应控制滴速,注意观察患者有无胃肠道反应,及时处理。指导患者按时准确服药,提高患者用药依从性。

(四)心理护理

做好心理护理,使患者保持稳定的情绪,积极配合治疗和护理。

(五)病情观察与护理

观察患者有无发热、皮疹、感染、疼痛、脱发、口腔溃疡,必要时遵医嘱用药。

(六)基础护理

病情严重者加强皮肤和口腔的护理,协助生活护理。

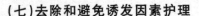

(七)去除和避免诱发因素护理

避免劳累、感染。

四、健康教育

(一)饮食指导

减少刺激性食物的摄入,尽可能不吃或少吃芹菜、无花果、蘑菇、豆荚、烟熏食物;长期应用激素的患者,注意补钾、补钙,并应进食低钠、低糖、低脂肪、高蛋白质的食物,肾衰竭患者应限制钾的摄入,给予优质蛋白质、低脂肪、低钠、低糖、富含维生素和钙的饮食;忌食海鲜及辛辣食品,戒除烟酒。

(二)休息与活动指导

患者生活要有规律,勿过度劳累。

(三)用药指导

严格遵医嘱服药,不随意停药和减量、更换药物;告知患者药物的作用与不良反应;出现不良反应时要及时就诊。

(四)心理指导

告知患者系统性红斑狼疮是一个不能根治、病程长且反复发作的疾病,目前虽不能根治,但合理治疗后可以缓解,要有持久治疗的思想和面对现实的勇气,保持积极乐观的心态,积极配合医师治疗。

(五)康复指导

天气变化及时增添衣物预防感染;避免暴晒和紫外线照射,室内阳光过强时,应挂窗帘;禁用紫外线等光性疗法,或服用感光药物,或吃感光食品,如中药补骨脂和蔬菜中的芹菜等;夏日外出在户外活动要打遮阳伞,戴遮阳帽,穿长袖衣和长裙、长裤;避免使用化妆品。

(六)复诊须知

定期复查血常规、尿常规、肝功能、肾功能等。

第五章　常见外科疾病护理

第一节　气　胸

一、概述

气胸是由于各种原因导致胸膜腔内气体积聚,促使肺萎陷,引起机体一系列病理生理改变。此病一般分为闭合性气胸、开放性气胸和张力性气胸 3 类。气胸属于中医"胸痹""肺胀""喘证"的范畴。

二、病因、病机

(一)病因

此病多因久病肺虚或素体不强,每因再感外邪而发病。

1.素体不足

此病多为先天不足,肾气虚弱致使肺卫不固,易受邪侵,肺失宣降而发病。

2.久病肺虚

如内伤久咳、哮喘、肺胀、肺痨等肺部慢性疾病,迁延失治,痰浊内生,肺气闭阻,日久耗伤肺气阴,肺不主气而发病。

(二)病机

肺主气,司呼吸,主宣发肃降,为气机出入升降之枢。肺外合皮毛,开窍于鼻。若肺气虚弱,六淫外邪由口鼻或皮毛入侵,邪气壅肺,肺气宣降不利,或咳,或喘,或哮,或津液失于输布而成痰,停伏于肺,久则均可致肺虚,气阴耗伤,导致肺主气功能失常。一旦外邪乘虚入侵,或引动痰饮宿疾,致肺失宣发肃降,气机逆乱,肺气郁闭,上焦壅塞,脉络痹阻,病情急剧恶化而见气急、剧咳、胸痛。

三、护理常规

(一)术前

1.急救处理

危及患者生命时,护士应协同医师进行抢救。开放性气胸者,立即用敷料封闭伤口,使之成为闭合性气胸。闭合性或张力性气胸气量多者,护士协助医师进行胸腔穿刺,行腔闭式引流术。

2.保持呼吸道通畅

协助患者咳嗽、排痰,必要时雾化吸入、吸痰。

3.缓解疼痛

指导患者在咳嗽时用双手按压胸壁,减轻疼痛,必要时给予镇痛药。

4.病情观察

观察患者生命体征变化,观察呼吸频率、节律、幅度变化,观察其有无气管移位、皮下气肿等。

5.预防感染

保持呼吸道通畅,遵医嘱使用抗生素。

6.心理护理

多与患者交流,减轻其焦虑情绪和对手术的担心。

7.其他

协助医师做好术前准备。

(二)术后

1.病情观察与记录

监测患者生命体征,观察患者体温、脉搏、血压、呼吸状况等。

2.维持有效气体交换

给予持续吸氧 5 L/min,鼓励患者咳嗽、深呼吸,指导呼吸功能训练,促进患侧肺复张。

3.减轻疼痛与不适

同术前。

4.预防肺部和胸腔感染

鼓励患者有效的咳嗽咳痰,遵医嘱应用抗生素。

5.其他

做好胸腔闭式引流的护理。加强基础护理与生活护理。

四、健康教育

(一)休息与运动

适当活动,活动量逐渐增加,避免剧烈运动。

(二)饮食指导

加强营养,进食高热量、高维生素、高蛋白质的食物。

(三)心理指导

了解患者的思想状况,解除其顾虑,增强其战胜疾病的信心。

(四)康复指导

戒烟,注意口腔卫生,预防感冒。

(五)复诊须知

若出现胸痛、呼吸困难等症状时应及时与医师联系。

第二节 骨 折

一、概述

骨折是指骨结构的连续性完全或部分断裂。骨折多见于儿童及老年人,中青年人也时有发生。患者常为一个部位骨折,少数为多发性骨折。经及时恰当的处理,多数患者能恢复原来的功能,少数患者可留有不同程度的后遗症。此属于中医"折疡""折骨"的范畴。

二、病因、病机

(一)病因

外因、金疮、跌、仆、闪、挫、坠是导致骨折的直接原因,也与人体的气、血、肝、肾功能有很大关系,同时也与外感六淫之邪及邪毒污染有密切的关系,强调"邪之所凑,其气必虚"。

(二)病机

中医学认为人是由脏腑、经络、皮肉、筋骨、气血与津液等共同组成的一个整体,人体生命活动是脏腑功能的反映,脏腑功能活动的物质基础是气血津液。因此骨伤科疾病的发生和发展与气血筋骨、脏腑经络等都有密切关系。局部和整体之间相互作用。中医学认为外伤疾病多由于皮肉筋骨损伤而引起气血瘀阻、经络阻塞、津血亏损或瘀血邪毒由表入里,而致脏腑不和,也可由于脏腑不和、由里达表引起经络、气血、津液病变,导致皮肉筋骨病损。伤骨不是单纯的损伤,损骨能伤筋,伤筋也损骨,且常累及气血伤于内,使脉络受损,血瘀气滞,为"肿"为"痛"。

三、尺桡骨骨折的护理

前臂骨由尺骨和桡骨组成,其骨折可由直接暴力、间接暴力、扭转暴力引起,又称前臂骨折。

(一)护理常规

1.术前

(1)心理护理,提高患者的心理承受能力。

(2)完善术前各项检查。

(3)体位改变:指导患者床上翻身、坐起、起床。

(4)术前准备:①皮肤准备,清洁切口处皮肤,备患侧上肢及腋窝皮肤,剪指甲;②根据医嘱做抗生素皮试、交叉配血;③术前禁饮、禁食,常规禁食8小时,禁饮4小时。

(5)手术日晨准备:测量患者生命体征,检查手术区皮肤的准备情况,更换清洁的患者服,取下活动性义齿、眼镜、首饰等附属物品,贵重物品交其家属保管,女患者不化妆,去手术室前,嘱患者排空膀胱。按手术需要将病历、术中用药、X线片等带入手术室,与手术室人员进行核对交接。

2.术后

(1)术后体位:患者未清醒前,取平卧位头偏向一侧,平卧位时患肢与心脏平行。

(2)病情观察:监测患者生命体征至平稳,遵医嘱给予吸氧,注意观察患肢血液循环的情况,观察患肢皮肤的温度、颜色、肿胀及患者的感觉、活动情况。

(3)伤口护理:观察患者的切口疼痛及渗血情况,保持敷料干燥,必要时遵医嘱应用镇痛药物。

(4)鼓励患者早期下地活动,坐位或下地时用三角巾悬吊,上肢屈肘或呈90°,利于静脉回流,减轻疼痛及水肿。根据患者情况指导患者进行指、手腕、肘部及肩关节的功能锻炼。

(5)心理护理:耐心倾听患者主诉,向患者讲解相关知识,为患者及其家属提供相应的心理支持。

(二)健康教育

1.休息与运动

根据个体情况适当活动,下地活动时避免患肢碰撞,患肢可用前臂吊带保护。

2.饮食指导

初期的饮食以清淡、易消化为主;恢复期为高蛋白质、高热量及高营养饮食。

3.用药指导

骨折后需使用抗生素,控制感染;根据病情需适当给予消肿、促进骨折愈合的药物。

4.心理指导

耐心做好心理护理,使患者对疾病有正确的认识,帮助其树立战胜疾病、早日康复的信心。

5.康复指导

(1)早、中期:在患者复位固定开始2周内,可进行前臂和上臂肌肉的收缩活动。

(2)晚期:骨折基本愈合,外固定去除后开始进行晚期功能锻炼;可增加作业练习,如玩橡皮泥、玩积木、洗漱、进餐、穿脱衣服、如厕、沐浴等,训练手的灵活性和协调性。

6.复诊须知

骨折术后1个月门诊复诊;切口出现渗液、疼痛,随时复诊;遵医嘱及时复诊换药。

四、股骨干骨折护理

股骨干骨折是下肢损伤患者致残和致死的重要原因,股骨是长管状结构,近端起于髋关节,远端止于膝关节,在强大外力作用下造成骨折。

(一)护理常规

1.术前

(1)心理护理,提高患者的心理承受能力。

(2)完善各项检查。

(3)皮牵引患者,按皮牵引护理常规护理:①抬高床尾15°～30°,形成反牵引

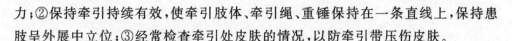

力；②保持牵引持续有效，使牵引肢体、牵引绳、重锤保持在一条直线上，保持患肢呈外展中立位；③经常检查牵引处皮肤的情况，以防牵引带压伤皮肤。

（4）体位改变：指导患者床上翻身的方法。

（5）术前准备：①皮肤准备，清洁切口处皮肤，会阴部及患侧下肢备皮，剪指（趾）甲；②根据医嘱做抗生素皮试、交叉配血；③术前禁饮、禁食，常规禁食10小时，禁饮4小时。

（6）手术日晨准备：监测患者生命体征的情况，检查手术区皮肤准备情况，更换清洁患者服，取下活动性义齿、眼镜、首饰等附属物品，贵重物品交其家属保管，不化妆，去手术室前，嘱患者排空膀胱。按手术需要将病历、术中用药、X线片等带入手术室，与手术室人员进行核对交接。

2.术后

（1）术后体位：患者取去枕平卧位6小时，患肢抬高，呈外展中立位。

（2）病情观察：密切监测患者生命体征至平稳，遵医嘱给予鼻导管或面罩吸氧，注意观察患肢的血液循环情况，注意观察皮肤的温度、颜色、肿胀及患者的感觉、活动情况。

（3）伤口护理：注意观察患者的切口疼痛及渗血情况，保持敷料干燥，必要时遵医嘱应用镇痛药物。

（4）管路护理：妥善固定引流管，按时挤压，保持引流管通畅，更换引流袋时要严格执行无菌操作，密切观察引流液的颜色、性状、量，做好记录，判断有无术后出血。

（5）并发症的预防和护理。①下肢深静脉血栓形成及肺栓塞：鼓励患者早期行功能锻炼，防止下肢深静脉血栓形成。②切口感染：观察患者体温变化，保持敷料干燥，遵医嘱应用抗生素。③肺不张、肺炎：鼓励患者深呼吸、有效咳嗽，协助患者翻身、叩背，必要时给予雾化吸入，利于痰液咳出。

（6）心理护理：耐心倾听患者主诉，向患者讲解相关知识，为患者及其家属提供相应的心理支持。

（二）健康教育

1.休息与运动

患者术前卧床休息，禁止下地活动，避免造成二次损伤。可卧床做患肢股四头肌的功能锻炼，双上肢和健侧肢体多活动。

2.饮食指导

骨折初期以清淡、易消化饮食为主；恢复期为高蛋白质、高热量及高营养饮食。

3.用药指导

骨折后需要使用抗生素控制感染;应用抗凝药物,预防静脉血栓形成;根据病情需要,适当给予患者消肿、促进骨折愈合的药物。

4.心理指导

耐心做好心理护理,使患者对疾病有正确的认识,帮助其树立战胜疾病、早日康复的信心。

5.康复指导

麻醉清醒后即可进行踝泵练习;术后第1天开始,即可进行股四头肌静止收缩锻炼,循序渐进,量力而行;骨折恢复期,术后1个月加强髋、膝、踝部的肌力,以恢复行走能力,加强下肢的稳定性;患肢部分负重3个月后,根据复查情况,判断是否可以负重行走。

6.复诊须知

骨折手术后1个月门诊复诊;切口出现渗液、疼痛的情况,随时复诊;遵医嘱及时复诊换药。

第三节 乳 腺 癌

一、概述

乳腺癌是一种发生在乳腺上皮组织的恶性肿瘤,是女性最常见的恶性肿瘤之一。其属于中医的"乳岩""乳石痈""妒乳"等范畴。

二、病因、病机

乳岩的病因涉及内外两个方面,以内因为主。内因主要由肝郁气滞,肝胆不和,经络受阻,气滞血瘀,瘀毒蕴结而成乳岩。风寒之气是外来致病因素。另外,火毒之邪可致红肿热痛之炎性乳腺癌,湿邪多致妒乳之浸淫糜烂等。

(一)正气不足,气血亏虚

正气盛则防御能力强,病邪不易侵入,或侵入也不易深入内里,最终可被消除。正气不足,气血亏虚,正不胜邪,而邪气踞之是发病的前提及决定因素。

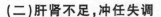

(二)肝肾不足,冲任失调

肝肾不足,冲任失调,气血运行不畅,经络阻塞,聚而成块,日久化毒成岩。可见肝肾不足,冲任失调是发病的内因和根本。

(三)七情内伤,情志失调

情志失调、忧思郁怒,肝失条达,郁久伤脾,运化失司,湿浊内生,气血癖滞,阻于乳络而成核。可见情志内伤,忧思郁怒是发病的重要因素。现代医学也认识到精神情志因素与乳腺癌的发病有着密切的关系。

(四)湿热毒邪内蕴

气郁痰浊结聚或气滞血凝,积久化火成毒以致毒邪蕴结,结成坚核。外邪一旦侵入机体,客于经络,导致瘀血凝滞,痰凝湿聚,热蕴毒结,蓄而不去,而癌瘤成也。故六淫外侵,邪毒留滞也是发病重要因素。

(五)足阳明经虚损,风寒邪气致痈

所谓石痈,是由于寒气停聚于肌肉,损伤血气,致使气血壅结不通,聚而不散所致。其痈肿坚硬厚实,很硬而有根,肿核与皮肉相连,局部热势不盛,疼痛也不剧,有时热势自然消退。因为此症寒多热少,肿块又坚硬如石,所以称为石痈。病程稍长,又被热邪乘袭,也可以化热成脓。

三、护理常规

(一)术前

1.心理护理
鼓励患者诉说对乳腺癌、乳房缺失的心理感受,给予其心理支持;让患者相信切除乳房不会影响生活及工作,可佩戴义乳或行乳房重建术;请其他患者分享自身经历,帮助患者树立战胜疾病的信心;增强患者的适应性,以良好的心态接受手术。

2.完善各项检查
血液系统,如查血常规、血凝常规、血生化、血型及免疫学检查,X线胸片、心电图、乳腺B超、钼靶检查及磁共振等辅助检查。

3.呼吸道准备
吸烟者需戒烟,指导患者做深呼吸、咳嗽等练习。

4.饮食与营养
合理饮食,加强营养,食用富含蛋白质、维生素、易消化的食物,增强机体抵抗力。

5.休息与睡眠

保证休息及良好的睡眠,失眠者可遵医嘱口服镇静药、催眠药。

6.术前 1 天准备

(1)饮食指导:术前 1 天 22:00 后禁食、禁饮。

(2)手术区域皮肤准备:上缘至下颌水平,下缘至脐水平,左、右两侧分别为健侧锁骨中线(包含健侧乳头),患侧腋后线(包含腋窝及乳头、乳晕)。

(3)必要时做抗生素皮试。

7.手术日准备

(1)术晨监测患者生命体征:若患者体温升高或月经来潮,及时通知医师;需口服药物的高血压、糖尿病患者,术日 6:00 饮 5 mL 温水将药物吞服。

(2)协助患者更衣,检查活动性义齿是否取下,避免佩戴手表及饰物。

(3)接台手术患者术前需补液。

(4)术前 30 分钟肌内注射苯巴比妥 0.1 g、东莨菪碱 0.3 mg。

(5)填写手术交接单,与手术室人员做好患者及物品交接。

(二)术后

1.术后体位

患者未清醒前去枕平卧,头偏向一侧;清醒或血压平稳后可垫枕;完全清醒的患者,可协助其取半卧位,抬高床头 15°~30°,利于引流液引出。

2.饮食指导

患者麻醉未清醒前禁饮、禁食,清醒后如无恶心不适,即可进清淡、易消化的普食,次日鼓励多进食维生素、高蛋白质的食物,促进切口愈合。

3.病情观察

给予双通道鼻导管吸氧,4 L/min。应用心电监护观察患者生命体征的变化,监测患者心率、血压及血氧饱和度情况。血压监测应在健侧肢体进行,每 30 分钟测 1 次,平稳后改为 2 小时测 1 次。若为双侧乳腺癌根治术,可酌情测量下肢血压,做好记录及交接班。

4.伤口护理

术后切口用胸带加压包扎,注意患者呼吸是否顺畅及患肢远端的血液供应情况(皮肤颜色、温度、脉搏等)。若皮肤发绀、伴皮温低,脉搏扪不清,提示腋部血管受压,应及时调整胸带松紧度,以患侧上肢血供恢复正常为宜。假体置入及皮瓣转移患者要注意观察切口处血供。

5.管路护理

胸骨旁及腋下引流管常规接负压引流球,注意保持有效负压引流并观察引流液的色、性状、量,每天早晨记录并倾倒引流液。

6.并发症的预防和护理

乳腺癌术后常见的并发症包括创腔出血、切口感染、皮瓣坏死、皮下积液、乳糜漏、患肢功能障碍等。严密观察患者伤口局部有无渗血、渗液,伤口周围有无瘀斑,患者有无主诉局部胀痛,保持引流通畅,观察有无乳糜样引流液。加压包扎时应注意观察患侧肢体血液循环状况,以及是否有臂丛神经麻痹征象,发现异常情况及时通知主管医师并给予相应处理。

7.患肢功能锻炼

术后3天内患侧上肢应制动,可做握拳屈肘等运动,尤其应避免上臂外展,需他人扶持时只能扶健侧,以免腋窝皮瓣的滑动而影响愈合。一般术后3~5天即可开始活动,先从肘部开始,术后1周酌情做肩部内收活动,以后逐步增加活动范围,15天后可指导患者做手指爬墙动作,直至患侧手指能高举过头、可自行梳理头发。

8.心理护理

继续给予患者及其家属心理上的支持,促进患者各方面恢复和生活自理,达到身心两方面的全面康复,能适应身体状态的改变。

四、健康教育

(一)休息与运动

生活规律,作息正常,注意劳逸结合,患肢功能恢复后可适当运动,如打太极拳、做操,以不疲劳为宜。

(二)饮食指导

以选用易消化的高蛋白质、富含维生素的食物为宜,如野生鸽子、黑鱼、瘦肉等,以及各种新鲜蔬菜、水果。动物性雌激素含量相对高的食品应慎用,如蜂王浆及其制品、胎盘及其制品,以及含未知成分的保健品。

(三)用药指导

需要长期服药的患者一定要坚持按时服药。

(四)心理指导

保持良好的心态,心情开朗,学会自我调整,积极参加社会活动。

（五）康复指导

根据切口愈合情况可循序渐进地进行患肢功能锻炼，最终使患肢能轻松抬高绕过头顶摸对侧耳郭，指导患者做好患肢终身保护。

（六）复诊须知

以手术日期算起后术后第 1 年和第 2 年内，每 3 个月随访 1 次；第 3 年和第 5 年内每 6 个月随访 1 次；5 年以后每年随访 1 次，直至终身。保管门诊病历，随访时带好相应资料。

第四节　急性阑尾炎

一、概述

急性阑尾炎是指阑尾由于多种因素而形成的炎性改变，是外科常见的急腹症之一。转移性右下腹痛及阑尾点压痛、反跳痛为其常见的临床表现，但是急性阑尾炎的病情变化多端。其临床表现为持续性伴阵发性加剧的右下腹痛、恶心、呕吐，多数患者白细胞和中性粒细胞计数增高。右下腹阑尾区（麦氏点）压痛，是该病的重要体征。对于本病的治疗，临床多采用手术疗法。本病属于中医"肠痈"的范畴。

二、病因、病机

（一）病因

1.饮食不节

由于暴饮暴食，嗜食膏粱厚味，或恣食生冷，致脾胃功能受损，导致肠道功能失调，传导失司，糟粕积滞，生湿生热，遂致气血瘀滞，积于肠道而成痈。

2.寒温不适

由于外感六淫之邪，外邪侵入肠中，导致经络阻塞，气血凝滞，郁久化热而成。

3.情志不畅

由于郁闷不舒，致肝气郁结，气机不畅，肠道传化失职，易生食积，痰凝瘀积壅塞而发病。

4.暴急奔走或跌仆损伤

由于劳累过度,或饱食后暴急奔走、跌仆损伤,致气血违常,败血浊气壅遏肠中而成痈。

(二)病机

中医学认为急性阑尾炎在肠腑,属里、热、实证。因饮食不节、过食油腻生冷的食物或寒温不适、情志失调等,致肠道传化失司,气机痞塞,瘀血停聚,湿热内阻,血肉腐败而成肠痈。其总的病机为气滞、血瘀、湿阻、热壅,进而热毒炽盛,结于阳明或侵入营血,严重者可致阴竭阳脱之危候。

三、护理常规

(一)术前

1.卧位护理

急性阑尾炎发作期患者应卧床休息,采取半卧位,以减轻腹壁张力。

2.饮食护理

患者肠蠕动恢复前禁饮、禁食,以减少肠蠕动,有利于炎症局限;必要时遵医嘱给予胃肠减压,以减轻患者的腹胀和腹痛。

3.用药护理

遵医嘱给予静脉补液,维持体液平衡;应用有效抗生素控制感染;禁用吗啡或哌替啶,禁服泻药;诊断明确的患者,可遵医嘱给予解痉药或镇痛药,以缓解其疼痛。

4.病情观察

观察患者生命体征、腹部症状和体征的变化。如患者腹痛加重、高热、出现腹膜刺激征,应及早通知医师并协助处理。

(二)术后

1.休息和活动

患者术后血压平稳后,采取半卧位,以减轻腹壁张力,缓解切口疼痛。无特殊情况时,指导患者术后第 2 天下床活动,促进肠蠕动尽快恢复。

2.病情观察

观察患者生命体征和腹部体征的变化,尤其应注意有无粘连性肠梗阻、腹腔感染或脓肿等术后并发症的表现。若发现异常,及时通知医师处理。

3.饮食护理

患者肠蠕动恢复前禁饮、禁食,待肠鸣音恢复、肛门排气后,进流质饮食,术后 5～7 天进半流质饮食,术后 1 周患者如无腹痛、腹胀可进普食。

4.用药护理

遵医嘱应用有效抗生素来控制感染,防止并发症的发生。术后3～5 天禁止使用强泻药和刺激性强的肥皂水灌肠,以免增加肠蠕动而导致阑尾残端结扎线脱落或缝合切口裂开,如术后便秘可口服轻泻药。

5.切口护理

保持切口敷料清洁、干燥,及时更换切口敷料。

6.引流管护理

保持引流管通畅,注意观察引流液的颜色、性状及量并记录。

7.并发症的预防和护理

(1)切口感染:保持切口敷料干燥,定期换药。

(2)粘连性肠梗阻:鼓励患者早期下床活动,病情严重者需手术治疗。

(3)腹腔脓肿:术后患者血压平稳后给予半卧位;妥善固定引流管并保持通畅,防止受压、扭曲、堵塞等;控制感染,遵医嘱给予抗生素;观察患者体温变化,若体温下降后又升高,且伴有腹痛、腹胀、腹肌紧张或腹部包块等,应及时通知医师处理。

四、健康教育

(一)休息与活动

鼓励患者早期下床活动,促进肠蠕动恢复,防止发生肠粘连。餐后避免剧烈运动。

(二)饮食指导

指导患者术后摄入营养丰富、易消化的食物,注意饮食卫生,避免腹部受凉,防止发生胃肠功能紊乱。

(三)自我监测

患者出现腹痛或不适时应及时就诊。

(四)阑尾周围脓肿者

告知阑尾周围脓肿的患者 3 个月后再次住院行阑尾切除术。

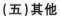

(五)其他

及时治疗胃肠道炎症或其他疾病,预防慢性阑尾炎急性发作。

第五节　肠　梗　阻

一、概述

肠梗阻是由于各种原因导致肠道不能正常运行,肠内容物不能顺利通过肠道,是常见的外科急腹症之一。本病属于中医"腹痛""关格""肠结"等范畴。

二、病因、病机

本病发病多因正气不足、术后伤气、蛔虫梗阻、邪实腑结等因素而致。中医学认为,六腑主受纳传化,其功能"传而不藏""降而不升""实而不能满",以通降下行为顺,凡由饮食不节,劳累过度,寒邪凝滞,热邪郁闭,湿邪中阻,瘀血留滞,燥屎内结或虫团集聚等因素,皆可使胃肠通降功能失调,滞塞不通,发为本病。

肠梗阻的基本病机是肠道痞塞,腑气不通,以痞、满、燥、实为主证。在此基础上,可合并血瘀、寒凝、热结、湿阻、食积、虫结等证。其关键在于腑气闭结,血气瘀滞不通。

三、护理常规

(一)术前

1.饮食护理

禁食,梗阻缓解后 12 小时可进少量流食,忌甜食和牛奶等,以免引起肠胀气,48 小时后可试进半流质饮食。

2.胃肠减压

清除肠腔内的积气、积液,以减轻腹痛、腹胀。胃肠减压期间应注意保持负压吸引通畅,密切观察并记录引流液的颜色、性状及量。

3.用药护理

单纯性肠梗阻可根据医嘱应用阿托品类解痉药缓解疼痛,禁用吗啡类镇痛药,以免掩盖病情而延误诊断。合理输液,记录 24 小时液体出入量,观察水、电解质失衡的纠正情况等,根据患者脱水情况及有关的血生化指标调整输液计划;遵医嘱应用抗生素,以减少毒素吸收,减轻中毒症状。

4.病情观察

观察患者腹痛、腹胀、排气、排便的情况。若有异常应及时通知医师处理。

(二)术后

1.卧位护理

患者麻醉清醒,血压、脉搏平稳后给予半卧位。

2.饮食护理

禁饮食,持续胃肠减压,根据患者情况给予胃肠外营养,待肛门排气、拔出胃管后,当天每 1~2 小时饮 20~30 mL 温开水,遵循循序渐进的原则,进流质、半流质饮食直至普食,忌生冷、油炸及辛辣刺激性的食物。

3.切口护理

观察切口是否有出血、渗血情况,及时换药,预防感染。

4.引流管护理

妥善固定各种引流管,保持引流通畅,注意观察引流液的颜色、性状及量并记录。

5.病情观察

观察患者是否发生呛咳,有无咳嗽、咳痰、胸痛及战栗、发热等全身感染症状;观察患者术后腹痛、腹胀症状是否改善,肛门恢复排气、排便的时间等。若腹腔引流管周围流出的液体有粪臭味,同时患者出现局部或弥漫性腹膜炎的表现,应警惕腹腔内感染及肠瘘的可能,及时通知医师处理。

6.并发症的预防及护理

(1)吸入性肺炎:患者呕吐时,应协助其坐起或将其头部偏向一侧,呕吐后及时清洁口腔,保持卫生,观察记录呕吐物的量及性状。若发生吸入性肺炎,除遵医嘱及时给予抗生素外,还应协助患者翻身、叩背,给予雾化吸入,指导患者有效呼吸,协助咳痰。

(2)腹腔感染及肠瘘:保持腹腔引流通畅,严格执行无菌操作,切口定期换药,保持敷料干燥;根据患者情况合理补充营养,以免影响吻合口的愈合。

(3)肠粘连:协助患者翻身并活动肢体,鼓励患者尽早下床活动,促进肠蠕动恢复,预防粘连。

四、健康教育

(一)休息与运动

鼓励患者适当运动,劳逸结合,饭后禁止剧烈运动。

(二)饮食护理

肠梗阻发作时,应禁饮、禁食,通过静脉补充所需的水分和各种营养。术后肠功能恢复后可服少量温开水或进流质饮食,忌服易产气的甜食和牛奶、辛辣刺激性食物,逐渐转为半流质饮食至普食;注意饮食规律,做到定量、定时用餐,切忌暴饮暴食;反复发生粘连性肠梗阻的患者要少食粗纤维素食物。

(三)保持排便通畅

便秘者应注意通过调整饮食,用腹部按摩等方法保持排便通畅,无效者可适当口服缓泻药,避免用力排便。

(四)自我监测

患者若出现腹痛、腹胀、呕吐、停止排便等情况时,应及时就诊。

第六节　胆　石　症

一、概述

胆石症是指发生于胆管系统和病理情况各不相同的一类结石病的总称。本病属于中医"胁痛""黄疸"的范畴。

二、病因、病机

(一)情志失调

肝主疏泄,性喜条达,疏利气机,使胆汁的分泌、输送、贮存、排泄正常进行,以助脾胃纳化水谷。过度忧思郁怒、情志不畅,致使肝气郁结,疏泄失常,从而使胆汁化生、输送、排泄失常而致病。

(二)饮食不节

饥饱无常,过食肥甘厚味、辛辣醇酒等,致使脾胃运化功能失常,湿浊内生,阻碍气机,郁而化热,郁热和湿浊相蕴蒸,胆腑失于通降而发病。

(三)蛔虫上扰

寄生虫可引起胆道感染或胆石症已是事实。《伤寒论》记载的"蛔厥"与胆道蛔虫病相似。蛔虫上扰,使肝胆气郁,疏泄失职,胆汁排泄不畅,久而化热,湿热蕴蒸,形成胆石。

(四)外邪侵袭

寒温不适,感受外邪,少阳气机不利,胆腑失于通降。

本病的病机一般以肝胆气郁起始,以上各种致病因素,导致肝气郁结,胆气不通,脘胁疼痛。肝胆气郁,横逆犯胃,故恶心呕吐。肝胆气郁,脾胃运化失常,湿热内蕴,则成肝胆湿热,故发热或寒热往来、口苦。湿热交蒸,迫使胆汁外溢,则肌肤、白睛发黄。脘胁疼痛、发热是胆石症的主症,发展到一定阶段可以出现黄疸。若热结不散,则血肉腐败,酝而成脓。热毒化火,侵入营血或内扰神明,甚则"亡阴""亡阳"。

三、护理常规

(一)术前

1.心理护理

评估患者对疾病的了解程度,消除其焦虑、紧张的情绪。

2.饮食护理

给予高蛋白质、高热量、高维生素、低脂肪、易消化的食物。进食不足者,可经胃肠外途径给予补充,维持患者良好的营养状态。

3.纠正凝血功能障碍

遵医嘱应用维生素 K_1,观察患者的疗效及有无不良反应。

4.疼痛的护理

胆绞痛发作时,遵医嘱给予解痉、镇痛药物;禁止使用吗啡,以免胆道下端括约肌痉挛,使胆管梗阻加重。

5.皮肤护理

皮肤瘙痒者用温水清洗皮肤,忌用热水、肥皂水擦洗,宜穿宽松的棉质衣服;瘙痒严重者,可用抗组胺药物,以免抓伤引起感染。

(二)术后

1.术后体位

患者全身麻醉未清醒时,给予去枕仰卧位,头偏向一侧;麻醉清醒后给予半

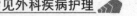

卧位。鼓励患者尽早下床活动,预防肠粘连和下肢静脉血栓形成。

2.病情观察

严密观察患者生命体征的变化,注意有无因肝功能损害、低血糖、脑缺氧、休克等所致的意识障碍;观察患者黄疸程度及消退情况,记录粪便的颜色,监测胆红素的含量,了解胆汁是否流入十二指肠;注意患者有无出血和胆汁渗出,若有发热或严重腹痛,应立即通知医师。

3.呼吸道管理

给予持续低流量吸氧,3～5 L/min;定时翻身、叩背、咳痰,必要时给予氧驱动雾化吸入,预防肺部感染。

4.饮食护理

给予低脂肪、高糖、高维生素的食物,肝功能好者可给予高蛋白质的食物,宜少食多餐。

5.切口护理

观察患者腹部切口处敷料情况,有无渗血、渗液,患者有无发热、疼痛等征象。患者咳嗽时协助按压其腹部切口,防止腹压增大而增加切口张力,引起疼痛加剧。保持切口清洁干燥,如有渗出及时更换敷料,如有胆汁渗漏应涂以氧化锌软膏保护皮肤,遵医嘱应用抗生素控制感染。

6.T型管的护理

(1)妥善固定:在改变体位或活动时注意引流管的水平高度不要超过腹部切口高度,以免引流液反流。如观察到胆汁引流量突然减少,应注意是否有管道扭曲、压迫。

(2)观察并记录胆汁的颜色、量及性状:胆汁引流一般每天为300～700 mL。正常胆汁呈深绿色或棕黄色,较清晰无沉淀物。引流量过多或过少、颜色过浓或过淡,均与胆管炎症和梗阻有关,应查明原因。胆汁流量过多易造成电解质紊乱。

(3)防止感染:每天更换引流袋。更换引流袋时应严格执行无菌操作。

(4)拔管:术后无特殊情况,12～14天可以拔除T型管。拔管前先做夹管试验,观察患者有无发热、腹痛、恶心、黄疸等症状,如胆总管下端有梗阻,暂不拔管。经T型管进行胆管造影,如造影显示胆管通畅,一般造影后2～3天即可拔管,拔管后瘘口一般1～3天自行关闭。拔管后也要注意观察患者腹部疼痛、体温、切口敷料清洁度和有无异常感觉。

7.并发症的预防和护理

(1)胆管出血:胆管手术后易发生出血,出血量少时,表现为柏油样便或粪便隐血;出血量多时,可导致出血性休克。术后应严密观察患者粪便情况及有无休克征象,若有异常及时通知医师。

(2)胆瘘:表现为发热伴剧烈腹痛,腹腔引流管引流出胆汁样液体时,应注意是否发生胆瘘。患者术后应采取半卧位,防止膈下液体积聚;密切观察腹腔引流管的颜色、性状、量,测量胆红素含量,若有异常及时通知医师。

8.心理护理

经常询问患者,关心了解患者的感受,耐心向其解释体温的变化,给予患者心理上的支持和安慰,缓解其焦虑、紧张的情绪。

四、健康教育

(一)休息与运动

平时注意休息,加强锻炼,劳逸结合,适当参加户外活动,避免感冒。

(二)饮食指导

养成正确的饮食习惯,进食低脂肪、易消化的食物,宜少食多餐、多饮水。

(三)用药指导

遵医嘱按时按量服药,不能随意增减量,也不能随意停药。

(四)心理指导

保持心情愉快,树立战胜疾病的信心。

(五)康复指导

携带 T 形管出院的患者,指导其学会自我护理。妥善放置 T 形管,不宜牵拉,防止导管脱落,指导患者活动时应妥善固定引流管和引流袋,翻身时避免牵拉引流管。一旦在家中发生意外脱管,应让患者取合适体位,禁饮、禁食,观察有无腹痛、腹胀等不适症状,用干净的包布覆盖引流管口处,立即回医院进行下一步处理。

(六)复诊须知

若患者出现发热、腹胀、腹痛、黄疸等症状时应及时复诊。

第七节 下肢静脉曲张

一、概述

下肢静脉曲张是指下肢静脉系统的血液回流障碍,导致静脉内的压力增高,浅静脉逐渐扩张、伸长,由于周围组织的限制,而呈蚯蚓状迂曲成团,静脉的特别薄处则呈囊状扩张。下肢静脉曲张多见于从事站立工作或体力劳动的人,一般以中、壮年发病率最高,其早期仅有患肢酸胀、乏力、沉重等症状,浅静脉轻度扩张、显露,后期可因静脉淤血而引起营养障碍、色素沉着,在足靴区并发经久不愈的顽固性溃疡,并发下肢溃疡,中医称之为"臁疮""裙边疮""老烂腿"等。

二、病因、病机

(一)饮食不当

嗜食辛辣刺激之品,湿热内生,加之长期站立,以致湿热下注,而使脉络气血运行受阻,瘀结于下则为病。

(二)久居湿地

久居阴凉、潮湿之处,或长期涉水作业,湿邪外袭,阻于经络,气血运行失畅,脉络瘀滞。

(三)素体虚弱

年老体弱,诸脏气虚,血脉不利,久瘀不化,溃疡久治不愈。

三、护理常规

(一)术前

1.体位改变

指导患者学会床上翻身、坐起、起床的方法;指导患者正确的运动方法,如足背屈伸运动,即患者平躺并抬高患肢,以距小腿关节为轴,整个足部做屈伸摆动,以促进静脉回流,减轻疼痛、肿胀的症状。

2.预防控制感染

注意保护足踝区皮肤薄弱处,防止破溃感染,已有小腿溃疡者要每天换药,保持局部清洁,感染控制后再手术。

(二)术后

1.体位和运动

术后患者未清醒前,采取平卧位,头偏向一侧;清醒后采取平卧位,抬高患肢20°～30°,指导患者做足背伸屈运动。病情允许时,术后24～48小时即可下床活动,活动时用弹性绷带,以促进下肢静脉血液回流,减轻腿部肿胀、疼痛等症状,弹性绷带一般使用2周后拆去,穿弹性袜。

2.病情观察

监测患者生命体征至平稳,遵医嘱给予吸氧,2 L/min;患肢予以弹性绷带包扎,应用弹性绷带时应自下而上包扎,包扎不应妨碍关节活动,并注意保持合适的松紧度,以插入1指及能扪及足背动脉搏动和保持足部正常皮肤温度为宜;注意观察患肢血液循环情况,观察皮肤温度、颜色、肿胀及患者的感觉。

3.伤口护理

观察患肢有无切口出血或渗血;局部剥脱处的伤口如出现皮肤瘀青,应用多磺酸黏多糖涂抹患处。

4.术后并发症预防及护理

(1)出血:患者术后应用低分子肝素,注意观察有无皮肤、牙龈、切口出血。

(2)深静脉血栓形成:术后早期的不承重锻炼是预防深静脉血栓的有效办法,术后指导患者床上活动,术后3天内给予间歇性气动压力装置进行气压六部位的治疗,促进下肢静脉回流。

5.心理护理

耐心倾听患者主诉,向患者讲解疾病的相关知识,为患者及其家属提供心理支持。

四、健康教育

(一)休息与运动

术后3个月内避免负重、剧烈运动,坚持适当的活动如散步,避免长时间静坐或站立,坐时双膝勿交叉过久,以免压迫腘静脉,避免穿过紧的衣物,腰带不宜过紧,以防静脉回流障碍。

(二)饮食指导

多进食新鲜蔬菜和水果,以及富含维生素 E 的食物。

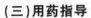

（三）用药指导

遵医嘱口服改善下肢肿胀的药物和阿司匹林等抗血小板聚集的药物 7～10 天，局部肿胀可涂抹多磺酸黏多糖。

（四）康复指导

戒烟，保持排便通畅，避免肥胖；指导患者正确使用弹性袜，每天穿弹性袜 10 小时以上，一般坚持 3～6 个月，正确保养弹性袜，不可绞干，不可暴晒，以延长其使用寿命。

（五）复诊须知

患者术后 1 个月进行门诊复诊；若切口出现渗液、疼痛，随时复诊。

第八节　痔　疮

一、概述

痔疮是直肠下段黏膜下和肛管皮肤下的静脉丛淤血、扩张和屈曲所形成的静脉团，是最常见的肛肠疾病。任何年龄都可发病，但随着年龄的增长，发病率增高。本病属于中医"痔"的范畴。

二、病因、病机

中医对痔疮的形成多责之于饮食不节，过多食用肥腻厚味，或大量饮用烈酒，嗜食辛辣之品，以及长期的便秘、腹泻、久坐久立、负重远行、妊娠多产等诸多因素，致使燥热或湿热内生，下迫大肠，经络阻滞，邪热与瘀血结滞郁积而成。

（一）湿热蕴结

饮食过饱，食用肥腻厚味，大量饮用烈酒及嗜食辣椒等辛辣之品，积生湿热，下注大肠，使局部气血瘀滞，形成肿块，并可刺激肛门直肠黏膜，使之充血、灼热、疼痛。

（二）阴虚肠燥

肺与大肠相表里，肺热炽盛，灼伤津液，肠燥不能润便，造成习惯性便秘，粪便蓄积直肠,使肛门局部血行受阻,瘀积成痔。

(三)感受外邪

《金匮要略》中说:"小肠有寒者,其人下重便血,有热者,必痔。"可见感受寒邪、热邪均可发生痔疮。久坐湿地,感受寒湿之邪,或外感风热之邪,邪居不散,留于下焦,结聚于肛门直肠部,使局部气血瘀滞而为痔。

(四)久病劳伤

《医宗金鉴》中说,"久泻、久痢而生痔""久病咳嗽而生疼"。久泻、久痢、久咳,易使气血受损,气虚下陷,而生痔疮。久坐则血脉不行,负重久行则气血纵横,经络交错,久坐久行,劳累过度,使肠胃受伤,以致浊气瘀血流注肛门直肠部而发病。古人有"忍精不泄而致痔漏"之说,《诸病源候论》中有"诸痔皆由伤风、房室不慎所致"的论述,房事过度也是引发痔疮的重要因素。

(五)妊娠分娩

妇女妊娠、月经不调,易致关格壅塞,经血流渗漏于肠间而诱发疼痛。妇女因经行时气怒,或分娩用力太过,也容易使气血瘀滞于肛门直肠部而引发痔疮。

(六)情志失调

气为血之帅,气行则血行,气滞则血瘀,情志失调,郁怒伤肝,气血运行不畅,结聚于肛门直肠,则发痔疮诸疾。

(七)先天因素

《薛氏医案》中说:"痔疮之症,或禀受胎毒,或母腹中受热也。"先天遗传因素也是引发痔疮的原因之一。

(八)脏腑虚弱

《丹溪心法》中说:"痔者,皆因脏腑本虚,外伤风湿,内蕴热毒,醉饮交接,多欲自戕,以致气血下坠,结聚肛门宿滞不散而冲突为痔也。"脏腑虚弱,加之外感风湿,内蕴热毒,致使气血下注,结聚于肛门,也易于形成痔疮。

三、护理常规

(一)术前

1.饮食护理指导

患者应多食富含纤维多的食物,如新鲜水果、蔬菜等,避免进食辛辣刺激性食物,多饮水。

2.保持大便通畅

养成定时排便的习惯,便秘者可用一些缓泻剂。

3.患者观察

观察患者大便有无出血,出血量多或剧烈疼痛的患者,及时通知医师,予以对症治疗。出血较严重者应予以输血来纠正贫血。

4.心理护理

虽然手术小,但由于患者对疼痛和出血的惧怕,容易产生紧张和恐惧的情绪,护士应做好患者的心理护理,消除其顾虑和紧张,积极配合治疗。

5.肠道准备

术前1天口服肠内营养剂或静脉营养,同时给予口服缓泻剂,2次/天,术日晨给予甘油灌肠剂灌肠。术前10小时禁食,4~6小时禁水。

6.皮肤准备

做好手术野皮肤的准备,保持肛周皮肤的干净。

(二)术后

1.体位

术后未清醒的患者采取平卧位,清醒后可采取半卧位,术后第1天可下床活动。

2.病情观察

予以心电监护监测患者生命体征的变化,观察肛门处有无渗血、渗液,警惕出血的发生。同时,注意避免剧烈活动。

3.尿潴留的护理

术后应注意观察患者的排尿情况,若麻醉方式为骶管阻滞麻醉,术后尿潴留的发生概率较高;若为静脉麻醉,则发生概率较低。尿潴留可通过诱导排尿或导尿的方法处理。

4.疼痛的护理

术后因肛管括约肌痉挛或填塞敷料过紧而引起疼痛,可适当应用止痛剂。同时应宽慰患者,转移注意力,改变体位,促进通气。

5.饮食护理

术后4~6小时即可进水,术后第1天可进清淡半流质饮食,逐渐过渡到普食。同时告知患者术后饮食方面的注意事项,防止便秘。患者如发生便秘,可口服缓泻剂,但禁忌灌肠。

6.坐浴

每天行温水坐浴,排便后可增加一次。

四、健康教育

(一)养成排便习惯

养成每天定时排便的习惯,多饮水,防止便秘和排便时间过长。

(二)平衡膳食

多吃蔬菜、水果,少吃辣椒等刺激性大的食物,避免大量饮酒。

(三)经常锻炼身体

坚持体育锻炼,对久站久坐或年老体弱的人要坚持工间操。

(四)保持肛门部清洁

保持肛门部清洁,及时治疗肛管直肠炎性疾病。

(五)做肛门收缩运动

每天做肛门收缩运动,有利于肛门功能恢复。

第六章　常见妇产科疾病护理

第一节　女性生殖系统炎症护理

女性生殖系统炎症包括来自下生殖道的外阴、阴道、宫颈至盆腔内的子宫、输卵管、卵巢、盆腔腹膜、盆腔结缔组织的炎症。炎症可局限于一个部位或多个部位同时受累。病情轻者无症状，重者可引起败血症甚至因感染性休克而死亡。女性生殖系统炎症不仅危害患者，还可危及胎儿、新生儿。

一、发病机制与转归

(一)病原体

(1)细菌：细菌大多为化脓菌，如葡萄球菌、链球菌、大肠埃希菌、厌氧菌、变形杆菌、淋病奈瑟菌、结核分枝杆菌等。

(2)原虫：原虫多见阴道毛滴虫，其次为阿米巴原虫。

(3)真菌：真菌以假丝酵母(念珠菌)为主。

(4)病毒：病毒以疱疹病毒、尖锐湿疣病毒、人乳头瘤病毒为多见。

(5)螺旋体：螺旋体多见苍白密螺旋体。

(6)衣原体：衣原体常见沙眼衣原体，感染症状不明显，常引起输卵管黏膜结构及功能破坏和盆腔广泛粘连。

(7)支原体：支原体是正常阴道菌群的一种，一定的条件下可引起生殖道炎症。

(二)感染途径

1.沿生殖器黏膜上行蔓延

病原体侵入外阴、阴道，沿黏膜表面经子宫颈、子宫内膜、输卵管黏膜至卵巢及腹腔。淋病奈瑟菌、沙眼衣原体及葡萄球菌沿此途径扩散。

2.经血液循环蔓延

经血液循环蔓延为结核分枝杆菌感染的主要途径,病原体先进入人体的其他部位,再经过血液循环感染生殖器官。

3.经淋巴系统蔓延

病原体经外阴、阴道、子宫颈及子宫体创伤处的淋巴管侵入盆腔结缔组织及内生殖器的其他部位。这是产褥感染、流产后感染及放置宫内节育器后感染的主要传播途径,多见于链球菌、大肠埃希菌、厌氧菌的感染。

4.直接蔓延

腹腔其他脏器感染后,直接蔓延到内生殖器。如阑尾炎可引起右侧输卵管炎。

(三)炎症的发展与转归

1.痊愈

患者抵抗力强、病原体致病力弱或治疗及时、抗生素使用恰当,病原体完全被消灭,炎症很快被控制,炎症渗出物完全被吸收,此为痊愈。一般痊愈后组织结构和功能都可以恢复正常,不留痕迹。但如果坏死组织、炎性渗出物机化形成瘢痕或粘连,则组织结构和功能不能完全恢复。

2.转为慢性

炎症治疗不及时、不彻底,或病原体对抗生素不敏感,身体防御功能与病原体的作用处于相持状态,就会使炎症长期存在。机体抵抗力强时,炎症可以被控制并逐渐好转;当机体抵抗力降低,慢性炎症可急性发作。

3.扩散与蔓延

患者抵抗力低下、病原体作用强时,炎症可经淋巴和血行扩散或蔓延到邻近器官,严重时可形成败血症,危及生命。

二、临床表现

(一)症状

1.阴道分泌物增多

正常阴道分泌物呈白色稀糊状或蛋清样,高度黏稠,无腥臭味,量少,对妇女健康无不良影响。当生殖道出现炎症,特别是发生阴道炎和子宫颈炎时,阴道分泌物会显著增多,呈脓性,有异味及性状的改变。

2.外阴不适

阴道分泌物刺激外阴皮肤,可引起瘙痒、疼痛、烧灼感。

3.不孕

黏稠性阴道分泌物不利于精子穿过,或慢性炎症导致盆腔淤血,可造成不孕。

4.炎症扩散症状

当炎症扩散到盆腔时,患者可有腰骶部疼痛、盆腔下坠痛,常在月经前后、性交后、劳累时加剧。若伴有腹膜炎,患者则出现恶心、呕吐、腹胀、腹泻等消化系统症状。若有脓肿形成,则有下腹包块及局部压迫的刺激症状。

5.全身症状

精神不振、食欲缺乏、体重下降、乏力、头痛、四肢疼痛等。

(二)体征

(1)外阴:外阴局部可有抓痕、压痛、充血、红肿、糜烂、湿疹、溃疡、皮肤粗糙增厚,阴蒂、大小阴唇、肛门周围、尿道口、阴道口有乳头状疣、丘疹或斑疹。

(2)阴道:阴道黏膜有充血炎性改变,可见不同性状的分泌物。

(3)子宫颈:子宫颈可见充血、红肿、糜烂、肥大、息肉、裂伤、外翻及子宫颈腺囊肿,子宫颈举痛。

(4)子宫:双合诊和三合诊检查子宫发现宫体稍大,有压痛,活动受限。

(5)附件:附件可有肿块、增粗、压痛。

三、辅助检查

(1)阴道分泌物检查:在阴道分泌物中寻找病原体,如滴虫、假丝酵母、细菌、支原体、衣原体,必要时可做细菌培养。

(2)聚合酶链反应:简便、快捷、灵敏度高、特异性强,可检测、确诊人乳头瘤病毒感染、淋病奈瑟菌感染。

(3)子宫颈刮片或分段诊刮术:对有血性白带者,应与子宫恶性肿瘤相鉴别,需常规做子宫颈刮片,必要时行分段诊刮术。

(4)局部组织活检:可明确诊断。

(5)B超:可了解子宫、附件情况。

(6)阴道镜检查:帮助发现子宫颈有无病变。

(7)腹腔镜:能直接观察到子宫、输卵管浆膜面,并可取腹腔液行细菌培养,或在病变处做活组织检查。

四、治疗要点

(1)控制炎症:针对病原体选用相应抗生素进行治疗。抗生素可全身或局部使用,要求及时、足量、规范、彻底、有效。必要时加用辅助药物以提高疗效。

(2)病因治疗:积极寻找病因,针对病因进行治疗。

(3)局部治疗:用抗生素软膏局部涂抹,每天1~2次。局部药物热敷、坐浴、冲洗或熏洗。

(4)物理治疗:采用微波、短波、超短波、激光、冷冻、离子透入(可加入各种药物)等物理治疗,可促进局部血液循环,改善组织营养状态,利于炎症吸收和消退。

(5)手术治疗:以彻底治愈为原则,可根据情况选择经阴道、腹部或腹腔镜手术,不遗留病灶,避免复发。

(6)中药治疗:根据不同病情,选择清热解毒、清热利湿或活血化瘀的中药。

(7)加强预防:注意个人卫生,保持外阴清洁、干燥,穿纯棉内裤并经常更换;增加营养,提高机体抵抗力;定期进行妇科检查,及早发现炎症并积极治疗。

五、护理措施

(一)一般护理

嘱患者多休息,避免劳累,急性炎症期应卧床休息。指导患者增加营养,进食高蛋白、高热量、高维生素的食物以提高抵抗力,发热时多饮水。

(二)病情观察

认真对待患者的主诉,注意观察患者的生命体征、分泌物的量和性状、用药反应等并详细记录,如有异常及时与医师联系。

(三)舒适护理

指导患者定时更换消毒会阴垫,便后冲洗及会阴擦洗时遵循从前向后、从尿道到阴道,最后到肛门的原则。嘱患者避免搔抓局部,按医嘱给予止痒药膏。炎症急性期,给予半卧位,以利于分泌物积聚于子宫直肠陷窝而使炎症局限。疼痛症状明显者,按医嘱给予镇痛药。为发热患者做好物理降温并及时为其更换衣服、床单。

(四)心理护理

由于炎症部位是患者的隐私处,患者往往有害羞心理,不愿及时就医,护理人员应使用通俗易懂的语言与患者及其家属沟通,耐心告知患者及时就医的重

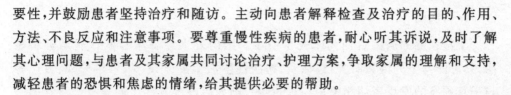

要性,并鼓励患者坚持治疗和随访。主动向患者解释检查及治疗的目的、作用、方法、不良反应和注意事项。要尊重慢性疾病的患者,耐心听其诉说,及时了解其心理问题,与患者及其家属共同讨论治疗、护理方案,争取家属的理解和支持,减轻患者的恐惧和焦虑的情绪,给其提供必要的帮助。

(五)健康指导

(1)卫生宣教:指导妇女注意经期、孕期、分娩期和产褥期的卫生;减少局部刺激,穿棉质内裤,使用透气性强的会阴垫;治疗期间不要去公共浴池、游泳池;浴盆、浴巾等用具应消毒,禁止性生活。

(2)普查普治:指导患者定期进行妇科检查,及早发现异常,并积极治疗。

(3)指导用药:向患者讲解有关药物作用、不良反应,教会患者自己用药的方法及注意事项,为患者示教会阴区的清洁及用药方法后,请患者反示教,确定能正确操作为止,保证疗程和疗效。

(4)传授知识:向患者及其家属讲解常见妇科炎症的诱发因素、预防方法,共同讨论适用患者家庭的防治措施并鼓励其使用。

第二节　妇科肿瘤护理

妇科肿瘤是女性的常见病,可发生于任何年龄,严重威胁妇女的身心健康。肿瘤分为良性、恶性或交界性。妇科肿瘤按部位分为子宫颈肿瘤、子宫肿瘤、卵巢肿瘤、输卵管肿瘤和外阴肿瘤。其中子宫颈肿瘤包括子宫颈上皮内瘤变和子宫颈癌;子宫肿瘤包括子宫肌瘤、子宫内膜癌、子宫肉瘤和子宫内膜异位症;外阴肿瘤包括外阴良性肿瘤、外阴上皮内瘤变和外阴癌。手术是妇科肿瘤的主要治疗方法。本节主要讲述较常见的子宫颈癌、子宫肌瘤、子宫内膜癌、卵巢肿瘤和外阴癌。

一、子宫颈癌

子宫颈癌是妇科最常见的恶性肿瘤,高发年龄为 50～55 岁,近年来有发病年轻化的趋势。由于子宫颈细胞学筛查的普遍应用及长期广泛开展防癌的宣传及普查、普治工作,使子宫颈癌和癌前病变得以早期发现和治疗,子宫颈癌的发病率和病死率明显下降。

(一)病因

子宫颈癌的病因目前尚未完全明了。国内外大量临床和流行病学资料表明,其可能与下列因素有关:性活跃、初次性生活年龄＜16 岁、早年分娩、多产等与子宫颈癌的发生密切相关;与有阴茎癌、前列腺癌或其性伴侣曾患子宫颈癌的高危男子性接触的妇女也易患子宫颈癌;高危型人乳头瘤病毒感染是子宫颈癌的主要危险因素。90％以上的子宫颈癌伴有高危型人乳头瘤病毒感染。此外,单纯疱疹病毒Ⅱ型及人巨细胞病毒等也可能与子宫颈癌的发病有一定关系。子宫颈癌的发病率还与地理因素、种族和经济状况等有关。

(二)病理

子宫颈癌的病变多发生在子宫颈外的原始鳞-柱状交接部与生理性鳞-柱状交接部间所形成的移行带区。在移行带区形成过程中,未成熟的化生鳞状上皮代谢活跃,在一些物质如精子、精液组蛋白、人乳头瘤病毒等的刺激下,可发生细胞分化不良、细胞核异常、排列紊乱、有丝分裂增加,形成子宫颈上皮内瘤样病变(CIN),其中包括宫颈不典型增生及子宫颈原位癌。1967 年,Richart 提出这两种病变是子宫颈浸润癌的癌前病变。

1.巨检

子宫颈上皮内瘤样病变、镜下早期浸润癌及极早期子宫颈浸润癌,肉眼观察外观无明显异常,或类似一般子宫颈糜烂。随着病程的发展,其表现为以下 4 种类型。

(1)外生型:此型最常见,又称菜花型。癌组织向外生长,最初呈乳头状或息肉样隆起,继而发展为向阴道内突出的菜花样赘生物,组织脆,触之易出血。常累及阴道。

(2)内生型:又称浸润型。癌组织向子宫颈深部组织浸润,子宫颈表面光滑或仅有浅表溃疡,子宫颈肥大变硬,呈桶状。常累及宫旁组织。

(3)溃疡型:不论外生型还是内生型病变,进一步发展,可合并感染坏死,脱落后可形成凹陷性溃疡,严重者的子宫颈为空洞所代替,形如火山口状。

(4)颈管型:癌灶发生在子宫颈管内,常侵入子宫颈管及子宫峡部供血层,并转移到盆腔的淋巴结。不同于内生型,该型是由特殊的浸润型生长扩散到子宫颈管。

2.显微镜检

按组织发生学划分,子宫颈癌主要有鳞状细胞浸润癌和腺癌两大类,前者占

80％～85％,后者占 15％～20％。鳞癌与腺癌在外观上无明显差异,两者均可发生在子宫颈阴道部或子宫颈管内。按癌组织发展的程度,子宫颈癌可分为以下3个阶段。

(1)子宫颈不典型增生:根据发展的不同阶段,不典型增生分为轻、中、重3度,重度时与原位癌不易区别。镜下见底层细胞增生,从正常的仅 1～2 层底细胞增至多层,细胞排列紊乱,细胞核增大、深染,染色质分布不均,有核异质改变。

(2)子宫颈原位癌:癌变局限于子宫颈上皮内层,上皮全层极性消失,细胞显著异型、核大、深染,染色质部分不均,有核分裂象。但上皮基底膜仍完整,病变可累及腺体,但无间质浸润。

(3)子宫颈浸润癌:癌细胞进一步增殖,破坏上皮细胞基底膜,并侵入间质内。

(三)转移途径

转移途径以直接蔓延和淋巴转移为主,血行转移极少见。

1.直接蔓延

直接蔓延最常见,癌组织局部浸润,向邻近器官及组织扩散,向下累及阴道壁及穹隆,向上由子宫颈管累及子宫腔,癌灶向两侧可扩散至主韧带及子宫颈旁、阴道旁组织,甚至延伸至骨盆壁;晚期癌灶向前、向后蔓延,可侵犯膀胱或直肠,形成膀胱阴道瘘或直肠阴道瘘。癌灶压迫或侵及输尿管时,可引起输尿管阻塞或肾积水。

2.淋巴转移

癌组织局部浸润后侵入淋巴管,形成癌栓,随淋巴液引流进入局部淋巴结,经淋巴管引流扩散。最初受累的淋巴结有子宫旁、子宫颈旁或输尿管旁、闭孔、髂内、髂外,继而累及髂前、髂总、腹主动脉旁淋巴结和腹股沟深浅淋巴结。晚期癌还可出现左锁骨上淋巴结转移。

3.血行转移

血行转移极少见,多发生在癌症晚期。癌组织破坏小血管后,可经体循环转移到肺、肝或骨骼等。

(四)临床表现

1.症状

早期患者无明显症状、体征,随病情发展可有以下表现。

(1)阴道流血:早期多为接触性出血,表现为性生活或妇科检查后少量出血,晚期为不规则阴道流血。出血量根据病灶大小、侵及间质内血管情况而不同,早期出血量少,晚期病灶大则出血量较多,一旦侵蚀较大血管可能引起致命性大出血。年轻患者也可表现为经期延长、周期缩短、经量增多等;老年患者常为绝经后不规则阴道流血。一般外生型癌出血较早,量多;内生型癌出血较晚。子宫颈癌合并妊娠者常因阴道流血而就医。

(2)阴道排液:多发生在阴道流血之后,为白色或血性,稀薄如水样或米泔样,有腥臭味。晚期患者癌组织坏死伴感染时,则出现大量米汤样或脓性恶臭白带。

(3)晚期症状:根据癌灶累及范围出现不同的继发性症状。当病变累及盆腔、腰骶神经、闭孔神经、坐骨神经时,患者出现严重持续性的坐骨神经痛或腰骶部痛。当盆腔病变广泛时,患者因静脉和淋巴回流受阻,导致下肢肿痛、肾盂积水、输尿管阻塞。癌症末期患者表现为贫血、恶病质等全身衰竭症状。

2.体征

子宫颈上皮内瘤样病变、原位癌、镜下早期浸润癌及极早期子宫颈浸润癌患者可无明显病灶,子宫颈光滑或仅为慢性子宫颈炎表现。随着子宫颈浸润癌的生长发展,外生型癌可见子宫颈表面有呈乳头状或息肉状突起的赘生物向外生长,继而向阴道突起,形成菜花状赘生物;合并感染时,子宫颈表面有灰白色渗出物,质脆,易出血。内生型则表现为子宫颈肥大、质硬,子宫颈管膨大如桶状,子宫颈表面光滑或有浅表溃疡。晚期癌组织坏死脱落,子宫颈表面形成凹陷性溃疡或空洞,伴恶臭。阴道壁受累时,可见赘生物生长或阴道壁变硬。子宫旁组织受累时,双合诊、三合诊检查可扪及子宫颈旁组织增厚、呈结节状、质硬或形成冰冻盆腔。

(五)辅助检查

1.子宫颈刮片细胞学检查

子宫颈刮片细胞学检查用于子宫颈癌筛查的主要方法。此法应在子宫颈移行带区取材并染色、镜检。子宫颈涂片用巴氏染色,结果分为5级:①Ⅰ级为正常阴道细胞涂片;②Ⅱ级一般为良性改变或炎症引起;③Ⅲ级为发现可疑癌细胞;④Ⅳ级为发现高度可疑的癌细胞;⑤Ⅴ级为发现形态可疑的癌细胞。The Bethesda System(TBS)系统是近年来提出的描述性细胞病理学诊断的报告方式。巴氏Ⅱ级染色需要按炎症处理后,再重复染色并进一步检查;巴氏Ⅲ级及以上、TBS分类中有上皮细胞异常时,均应重复刮片检查并行子宫颈活组织检查,以明确诊断。

2.宫颈碘试验

将碘液涂抹于子宫颈及阴道穹隆部,观察着色情况,可识别子宫颈病变的危险区,检测 CIN。若发现碘不着色区,需进行子宫颈活组织检查,以提高诊断的正确率。

3.阴道镜检查

凡子宫颈刮片细胞学检查巴氏Ⅲ级及以上,TBS 分类为鳞状上皮内瘤变者,均应在阴道镜观察下,选择可疑癌变部位进行子宫颈活组织检查,以提高诊断的正确率。

4.子宫颈和子宫颈管活体组织检查

子宫颈和子宫颈管活体组织检查是确诊子宫颈癌和子宫颈癌前期病变的最可靠依据。子宫颈有明显病灶时,可直接在癌灶部位取材。子宫颈无明显癌变可疑区时,选择子宫颈鳞-柱状细胞交接部的3、6、9 和12 点处取4 处活体组织送检,或在碘试验、阴道镜下取材做病理检查,所取组织应包括间质及邻近正常组织。子宫颈刮片阳性、子宫颈光滑或宫颈活检为阴性时,需用小刮匙搔刮子宫颈管,刮出物做病理检查。

5.子宫颈锥切术

子宫颈刮片检查多次阳性而子宫颈活检阴性者,或子宫颈活检为原位癌需要确诊者,可采用冷刀切除、冷凝电刀切除或环形电切除,切除组织做病理切片检查。

(六)治疗要点

子宫颈癌患者的治疗原则是以手术和放射治疗为主,化学治疗为辅的综合治疗。根据患者的临床分期、年龄、生育要求、全身情况、医疗技术水平及设备条件等综合分析后确定适当的个体化治疗方案。

1.手术治疗

手术治疗适用于Ⅰa～Ⅱa 期无严重内外科合并症患者,无手术禁忌证者,根据病情选择不同术式。

2.放射治疗

放射治疗适用于各期患者,包括腔内照射和体外照射。对早期患者主张以腔内照射为主,体外照射为辅;晚期患者以体外照射为主,腔内照射为辅。放射治疗的优点是危险少、疗效高;缺点是个别患者对放射治疗不敏感,并可引起膀胱炎、放射性直肠炎等并发症。

3.手术及放射综合疗法

局部病灶较大者,可先做放射治疗,待癌灶缩小后再行手术。手术治疗后淋巴结或子宫旁组织有转移或切除残端有癌细胞残留者,可术后放射治疗消灭残存癌灶,减少复发。

4.化学治疗

化学治疗主要适用于晚期或复发转移的子宫颈癌患者。近年来也用于术前静脉或动脉灌注化学治疗,以缩小肿瘤病灶,也用于放射治疗的辅助治疗。治疗时常采用以铂类为基础的联合化学治疗方案。

对子宫颈癌合并妊娠者,应根据妊娠月份及肿瘤发展情况确定其治疗方案。对确定为原位癌者应严密随访,直至妊娠足月时行剖宫产术结束分娩,产后仍需继续随访。对确诊为子宫颈浸润癌者,应立即终止妊娠,并接受相应治疗。

(七)护理措施

1.提供预防保健知识

大力宣传与子宫颈癌发病有关的高危因素,早期发现及诊治 CIN,以阻止子宫颈浸润癌的发生。30 岁以上的妇女每 1～2 年应普查 1 次,对确诊为 CINⅠ级者,可按炎症处理,每 3～6 个月随访刮片检查结果,必要时再次活检;确诊为 CINⅡ级者,应选用冷冻、电熨等子宫颈炎的物理治疗法,术后每 3～6 个月随访 1 次;确诊为 CINⅢ级者,一般主张子宫全切除术,对尚未生育及有生育要求的患者,可行子宫颈锥形切除术,术后定期随访。已婚妇女,尤其是绝经前后有月经异常或有接触性出血者,及时就医,警惕生殖道癌的可能。

2.术前准备

术前 3 天使用消毒剂消毒子宫颈及阴道。菜花型子宫颈癌患者有活动性出血的可能,需用消毒纱条填塞阴道压迫止血,并认真交接班,按时如数的取出或更换纱条。术前夜给予清洁灌肠,以保证肠道呈空虚、清洁的状态。

3.术后护理

子宫颈癌根治术涉及范围广,患者术后反应大,密切观察并记录患者的意识状态、生命体征及液体出入量。保持导尿管、腹腔各种引流管及阴道引流通畅,认真观察引流液的颜色、性状及量。根据医嘱通常于术后 48～72 小时拔除引流管,术后 7～14 天拔除导尿管。拔除导尿管前 3 天间断放尿以训练膀胱功能。指导患者在拔除导尿管后尽早排尿;如不能正常排尿应及时处理,必要时给予重新留置导尿管。指导卧床的患者在床上进行肢体活动,避免因长期卧床导致并发症的发生。鼓励患者逐渐增加活动量,包括参与生活自理。术后需接受放射治疗、化学治疗的患者按相关内容进行护理。

4.出院指导

对出院患者要讲明随访的重要性,并核实通信地址确保无误。首次随访为出院后1个月,2年内每3个月随访1次;3～5年每6个月随访1次;第6年开始,每年随访1次,如发现异常应及时就诊。护士应根据患者身体状况对有关术后生活方式进行指导,包括根据机体康复情况逐渐增加活动量和活动强度,适当参加社会交往活动,或恢复日常工作。性生活的恢复需根据术后复查结果而定。

二、子宫肌瘤

子宫肌瘤是女性生殖器最常见的良性肿瘤,由平滑肌及结缔组织组成。其常见于30～50岁的妇女,多数为育龄期妇女,20岁以下少见。

(一)病因

子宫肌瘤确切的发病因素尚不清楚,一般认为其发生和生长与雌激素的长期刺激有关。近年来发现,孕激素有刺激肌瘤生长的作用。此外,由于卵巢功能、激素代谢均受高级神经中枢的调节控制,故有人认为神经中枢活动对肌瘤的发病也起到一定的作用。

(二)病理

1.巨检

肌瘤为实质性球形包块,表面光滑,质地较子宫肌层硬,压迫周围肌壁纤维形成假包膜,肌瘤与假包膜间有一层疏松的网状间隙,故易剥出。肌瘤呈单个或多个,大小不一,小者仅在镜下可见,大者可达几十千克。大体观可为大瘤体上附有小的瘤体,但常为散在性多个分布。肌瘤长大或多个相融合时,呈不规则形状。肌瘤切面呈灰白色,为旋涡状或编织状结构。肌瘤的颜色与硬度则因含纤维组织的多少而变化。

2.镜检

镜检可见肌瘤由梭形平滑肌细胞和不等量纤维结缔组织相互交叉组成,肌细胞大小均匀,排列成旋涡状或栅状,核为杆状。

肌瘤的血运来自肿瘤的假包膜,当肿瘤生长快时血运不足,发生中心性缺血,造成一系列变性。肿瘤生长越快,缺血就越严重,可引起急性或慢性退行性变,失去原有的典型结构。常见变性有玻璃样变、囊性变、红色样变、肉瘤样变及钙化。

(三)分类

按肌瘤生长部位可分为子宫体部肌瘤和子宫颈部肌瘤。前者常见,占 95％～98％。根据肌瘤与子宫肌壁的关系不同,可分为以下 3 类。

1.肌壁间肌瘤

肌壁间肌瘤为最常见的类型,占 60％～70％,肌瘤位于子宫肌壁间,周围均为肌层包围。

2.浆膜下肌瘤

浆膜下肌瘤约占 20％,肌瘤向子宫浆膜面生长,并突出于子宫表面,肌瘤表面仅由浆膜层覆盖。若瘤体继续向浆膜面生长,基底部形成细蒂与子宫相连时,称为带蒂的浆膜下肌瘤,营养由蒂部血管供应。若血液供应不足,肌瘤可变性坏死。若蒂扭转断裂,肌瘤脱落形成游离性肌瘤。若肌瘤位于宫体侧壁向宫旁生长突出于阔韧带两叶之间,则形成阔韧带肌瘤。

3.黏膜下肌瘤

黏膜下肌瘤占 10％～15％,肌瘤向宫腔方向生长,突出于宫腔,表面仅由子宫黏膜层覆盖。黏膜下肌瘤易形成蒂,在宫腔内生长犹如异物,常引起子宫收缩,肌瘤可被挤出宫颈外口而突入阴道。

子宫肌瘤常为多个,各种类型的肌瘤可发生在同一子宫,称为多发性子宫肌瘤。

(四)临床表现

1.症状

多数患者无明显症状,仅在体检时发现肌瘤的存在。患者的症状与肌瘤部位、有无变性有关,而与肌瘤大小、数目关系不大。常见症状有以下几种。

(1)月经改变:是肌瘤患者常见的症状,多见于大的肌壁间肌瘤及黏膜下肌瘤。大的肌壁间肌瘤可致子宫腔增大,子宫内膜面积增加,并使子宫收缩不良或子宫内膜增生过长。此外,肌瘤可能使附近的静脉受挤压,导致子宫内膜静脉丛充血与扩张,致使月经周期缩短,经量增多,经期延长,不规则阴道流血等。黏膜下肌瘤常表现为月经量过多,随肌瘤逐渐增大,经期延长。肌瘤一旦发生坏死、感染、溃疡时,则有不规则阴道流血或脓血性排液。长期经量增多可继发贫血,出现乏力、心悸等症状。

(2)下腹包块:肌瘤较小时,在腹部摸不到肿块。随着肌瘤逐渐增大,使子宫超过妊娠 3 个月大小时,患者下腹正中可扪及包块,尤其是在膀胱充盈时将子宫

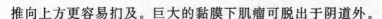

推向上方更容易扣及。巨大的黏膜下肌瘤可脱出于阴道外。

（3）白带增多：肌壁间肌瘤使宫腔内膜面积增大，内膜腺体分泌增多，并伴有盆腔充血致使白带增多；脱出于阴道内的黏膜下肌瘤一旦感染，可有大量脓样白带。若有溃烂、坏死、出血时，可有血性或脓血性阴道溢液，或有腐肉样组织排出，伴恶臭味。

（4）压迫症状：肌瘤可压迫邻近器官，出现相应器官受压的各种症状。如尿频、尿急、排尿困难、尿潴留、下腹坠胀不适、便秘、肾盂积水等。

（5）其他：常见下腹坠胀、腰酸背痛，经期加重。患者可不孕或流产。当浆膜下肌瘤发生蒂扭转时可引起急性腹痛；肌瘤红色样变时腹痛剧烈，并伴发热、恶心、呕吐及肿瘤局部压痛；子宫黏膜下肌瘤由宫腔向外排出时也可引起腹痛。

2.体征

体征与肌瘤大小、数目、位置及有无变性有关。较大的肌瘤可于下腹部扣及实质性不规则肿块。妇科检查显示子宫增大，表面不规则，呈单个或多个结节状突起，质硬，无压痛。浆膜下肌瘤可扣及单个实质性球状肿块并与子宫有蒂相连。黏膜下肌瘤位于子宫腔者，子宫均匀增大；脱于子宫颈外口者，窥器检查可见子宫颈口处有肿物，呈粉红色，表面光滑，子宫颈四周边缘清楚。伴有感染时子宫颈表面可有坏死、出血及脓性分泌物。

（五）辅助检查

体积较小、症状不明显或诊断有困难者，可采用 B 超检查、宫腔镜检查、腹腔镜检查、子宫输卵管造影或借助探针探测子宫腔的深度及方向，协助明确诊断。

（六）治疗要点

子宫肌瘤的治疗原则是根据患者年龄、症状，肌瘤大小、数目、生长部位及有无生育要求等情况进行全面分析后选择治疗方案。

1.随访观察

肌瘤小、无明显症状者，一般不需治疗，特别是已近绝经期的妇女，绝经后肌瘤多可萎缩或逐渐消失，可每 3～6 个月复查一次，若肌瘤明显增大或出现症状时考虑进一步治疗。

2.药物治疗

症状不明显或较轻者，以及近绝经期或全身情况不宜手术者，在排除子宫内膜癌的情况下，可采用药物对症治疗。常用雄激素如丙酸睾酮注射液对抗雌激素，促使子宫内膜萎缩，直接作用于平滑肌，使其收缩而减少出血。还可选用促性腺激素释放激素类似物如亮丙瑞林,采用大剂量连续或长期非脉冲式给药,以缓解症状并抑制肌瘤生长使其萎缩。但停药后肌瘤又逐渐增大到原来大小。用药6个月以上可有围绝经期综合征、骨质疏松等不良反应,故长期用药受限。

3.手术治疗

手术治疗适用于:①月经过多导致继发性贫血者。②肌瘤生长较快,怀疑恶变者。③严重腹痛或急性腹痛,有膀胱、直肠压迫症状者。④不孕或反复流产排除其他原因者。⑤药物治疗无效者。手术可经腹、经阴道或宫腔镜、腹腔镜下进行,术前应排除子宫及子宫颈的癌前病变。

(1)肌瘤切除术:适用于年轻又希望保留生育功能的患者。可经腹或经腹腔镜切除肌瘤,保留子宫。突出于子宫颈口或阴道内的黏膜下肌瘤可经阴道或宫腔镜切除。

(2)子宫切除术:临床症状明显、疑有恶变、子宫大小>2.5月妊娠,或经保守治疗后效果不明显,不要求保留生育功能的患者可行子宫切除术。依患者具体情况决定是否保留双侧附件。

(七)护理措施

1.提供信息,增强信心

详细评估患者对子宫肌瘤相关知识的了解程度及有无错误理解,告知患者子宫肌瘤属于良性肿瘤,消除其不必要的顾虑,增强其康复信心。

2.病情观察

出血多需住院治疗者,应密切观察并记录其生命体征变化,注意收集会阴垫,评估出血量。按医嘱给予止血药和子宫收缩剂,纠正其贫血状态,维持正常血压;必要时给予输血、补液、抗感染治疗或准备刮宫术止血。巨大肌瘤患者出现局部压迫症状导致尿潴留或排便不畅时,应给予导尿或用缓泻剂软化粪便。肌瘤脱出阴道内者,应保持局部清洁,防止感染。

3.肌瘤合并妊娠患者的护理

肌瘤对分娩的影响与肌瘤的大小及生长部位有关,患者应定期接受产前检查,多能自然分娩,但要预防产后出血;若肌瘤阻碍胎先露下降或导致产程异常发生难产时,应按医嘱做好剖宫产术前准备及术后护理。

4.出院指导

护士要向接受保守治疗的患者讲明随访的目的、时间、地点及联系方式;向接受药物治疗的患者讲明用药目的及药物名称、剂量、方法、使用时间、可能出现的不良反应及应对措施。选用雄激素治疗者,每月总剂量应控制在300 mg以

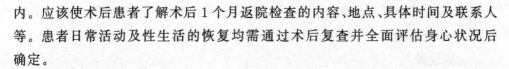

内。应该使术后患者了解术后1个月返院检查的内容、地点、具体时间及联系人等。患者日常活动及性生活的恢复均需通过术后复查并全面评估身心状况后确定。

三、子宫内膜癌

子宫内膜癌是发生于子宫内膜层的一组上皮性恶性肿瘤,以来源于子宫内膜腺体的腺癌为主,又称子宫体癌,多见于老年妇女,是女性生殖道三大恶性肿瘤之一,占女性全身恶性肿瘤的7%,占女性生殖道恶性肿瘤的20%～30%。近年发病率在世界范围内呈上升趋势。腺癌是一种生长缓慢,发生转移也较晚的恶性肿瘤。但一旦蔓延至子宫颈,侵犯至子宫肌层或子宫外,其预后极差。

(一)病因

子宫内膜癌的确切病因仍不清楚。目前认为其可能有以下两种发病机制。

1.雌激素依赖型

由于缺乏孕激素对抗而长期接受雌激素刺激的情况下,发生子宫内膜增生症,导致子宫内膜癌的发生。此常见于无排卵性疾病(无排卵性功血、多囊卵巢综合征)、分泌雌激素的卵巢肿瘤(颗粒细胞瘤、卵泡膜细胞瘤)及长期服用雌激素的绝经妇女。这种类型占子宫内膜癌的大多数,均为子宫内膜样腺癌,肿瘤分化较好,预后好。患者较年轻,常伴有肥胖、高血压、糖尿病、不孕不育及绝经延迟。

2.非雌激素依赖型

非雌激素依赖型的发病与雌激素无明确关系,这类子宫内膜癌属于少见类型,如子宫内膜浆液性乳头状癌、透明细胞癌、腺鳞癌、黏液腺癌等。常见于老年、体瘦的妇女。在癌灶周围可以是萎缩的子宫内膜,肿瘤恶性度高,分化差,预后不良。

(二)病理

1.巨检

不同组织学类型的内膜癌肉眼表现无明显区别,大体可分为以下两种。

(1)弥散型:子宫内膜大部分或全部为癌组织侵犯,并突向子宫腔。癌组织呈淡黄色或灰白色,表面有出血、坏死,有时形成溃疡。病变虽广泛累及内膜,但较少浸润肌层。晚期可侵犯肌壁全层并扩展至子宫颈管,一旦癌灶阻塞子宫颈管可导致子宫腔积脓。

(2)局灶型:癌灶局限于子宫腔的某部分,多见于子宫腔底部或子宫角部。

癌灶小,呈息肉状或菜花状,易侵犯肌层,晚期可扩散于整个子宫腔。极早期病变很小,诊断性刮宫可能将癌灶刮净。

2.显微镜检

镜下可见 4 种类型。

(1)内膜样腺癌:占 80％～90％,镜下见内膜腺体高度异常增生,上皮复层并形成筛孔状结构。癌细胞明显异型,核大、不规则、深染,核分裂活跃。分化差的腺癌腺体少,腺结构消失,成为实性癌块。按腺癌分化程度分为 3 级:Ⅰ级为高度分化腺癌,Ⅱ级为中度分化腺癌,Ⅲ级为低度分化或未分化腺癌。分级越高,恶性程度越高。

(2)腺癌伴鳞状上皮分化:腺癌组织中含有鳞状上皮成分,伴化生鳞状上皮成分者称为棘腺癌(腺角化癌);伴鳞癌者称为鳞腺癌;介于两者之间者称为腺癌伴鳞状上皮不典型增生。

(3)透明细胞癌:癌细胞多呈实性片状、腺管状或乳头状排列,癌细胞胞浆丰富、透亮,核呈异型性,或由靴钉状细胞组成。此型恶性程度较高,易早期转移。

(4)浆液性腺癌:又称子宫乳头状浆液性腺癌。癌细胞异型性明显,多为不规则复层排列,呈乳头状或簇状生长,1/3 可伴砂粒体。此型恶性程度高,易有深肌层浸润和腹腔、淋巴结及远处转移,预后极差。无明显肌层浸润时,也可能发生腹腔播散。

(三)转移途径

多数子宫内膜癌生长缓慢,病变局限于子宫内膜和子宫腔内的时间比较长,部分特殊病理类型和低分化癌可发展很快,短期内出现转移。其主要转移途径有 3 种。

1.直接蔓延

癌灶沿子宫内膜生长扩散并向肌层浸润,向上可沿子宫角波及输卵管,向下可累及子宫颈管及阴道。若癌肿向肌壁浸润,可穿透子宫肌层,累及子宫浆膜层,并可广泛种植于盆腔腹膜、直肠子宫陷凹及大网膜。

2.淋巴转移

淋巴转移是子宫内膜癌的主要转移途径。当癌肿侵犯子宫颈管、深肌层或癌组织分化不良时,易早期发生淋巴转移。淋巴转移途径与癌肿生长部位有关,可分别转移至腹股沟浅、深淋巴结,髂淋巴结及腹主淋巴结,也可经淋巴逆流至阴道及尿道周围淋巴结。

3.血行转移

晚期患者癌灶经血行转移至全身各器官,常见部位为肺、肝、骨等。

(四)临床表现

1.症状

极早期的患者无明显症状,随着病程进展后可出现以下症状。

(1)阴道流血:最常见的症状是不规则阴道流血,量一般不多。绝经后患者表现为持续性或间歇性不规则流血;尚未绝经的患者表现为经量增多,经期延长或月经紊乱。

(2)阴道排液:早期多为血性液体或浆液性分泌物,晚期合并感染则有脓性或脓血性排液,有恶臭。

(3)疼痛:当癌肿累及子宫颈内口,堵塞子宫颈管导致子宫颈积脓时,可出现下腹胀痛及痉挛性疼痛。晚期癌肿浸润周围组织或压迫神经可引起下腹及腰骶部疼痛,并向下肢及足部放射。晚期可出现贫血、消瘦及恶病质等症状。

2.体征

早期患者妇科检查无明显异常,晚期可有子宫明显增大,质稍软。合并子宫腔积脓者,可有明显触痛。子宫颈口偶见癌组织脱出,质脆,触之易出血。癌灶浸润周围组织时,子宫固定,在子宫旁可扪及不规则结节状物。

(五)辅助检查

(1)B超检查:经阴道B超检查可了解子宫大小、子宫腔形状、子宫腔内有无赘生物、子宫内膜厚度、肌层有无浸润及深度。

(2)分段诊断性刮宫:分段诊断性刮宫是目前早期诊断子宫内膜癌最常用、最有价值的诊断方法。分段诊断性刮宫的优点是既能鉴别子宫内膜癌和子宫颈管腺癌,也可明确子宫内膜癌是否累及宫颈管,为制定治疗方案提供依据。

(3)细胞学检查:采用特制的子宫腔吸管或子宫腔刷放入子宫腔,吸取分泌物做涂片,阳性率可达90%。但此方法仅供筛查,最后确诊仍需依靠病理检查结果。

(4)宫腔镜检查:可直接观察子宫腔及子宫颈管内有无癌灶存在,癌灶的大小及部位,子宫内膜病灶的生长情况,并在直视下取可疑病灶活组织送病理检查。

(5)其他:癌血清标志物检查、计算机体层成像(CT)、磁共振成像(MRI)、淋巴造影检查等可协助诊断。

(六)治疗要点

子宫内膜癌患者的治疗原则是根据患者的全身情况,癌变累及的范围及组织学类型制定治疗方案。早期患者以手术为主,晚期则采用手术、放射、药物等综合治疗。

1.手术治疗

手术治疗为首选方案,尤其是早期患者。根据病情选择术式及手术范围。

2.放射治疗

放射治疗适用于老年或有严重合并症不能耐受手术或晚期不宜手术的患者。对于怀疑或已有淋巴结转移,深层肌浸润,术后盆腔、阴道残留病灶,腹水癌细胞阳性、细胞分化差的患者,可于术前或术后加用放射治疗,可以提高治疗效果,降低复发率,提高生存率。

3.孕激素治疗

孕激素治疗适用于晚期或癌症复发的患者,也用于治疗子宫内膜不典型增生和极早期要求保留生育功能的患者。常用各种人工合成的孕激素制剂,如醋酸甲羟孕酮、己酸孕酮等。孕激素以高效、大剂量长期应用为宜。

4.抗雌激素制剂治疗

抗雌激素制剂治疗的适应证与孕激素相同。他莫昔芬是一类非甾体抗雌激素药物,与孕激素配合使用可增加疗效。

5.化学治疗

化学治疗适用于晚期不能手术或治疗后复发,也用于术后有高危复发因素的患者,以减少盆腔外的远处转移。可单独使用,也可几种药物联合应用,还可与孕激素合并应用。化学治疗途径有静脉给药、腹腔给药和动脉介入化学治疗。

(七)护理措施

1.手术治疗护理

严格执行腹部及阴道手术患者的护理措施。术后 6～7 天阴道残端缝合线吸收或感染可致残端出血,需严密观察并记录患者出血情况,在此期间患者应减少活动。

2.药物治疗护理

孕激素治疗通常用药剂量大,8～12 周才能评价疗效,患者需要具备配合治疗的耐心。用药的不良反应为水钠潴留、水肿、药物性肝炎等,停药后可恢复。他莫昔芬用药后的不良反应有潮热、急躁等类似围绝经期综合征的表现,轻度的血小板、白细胞计数下降等骨髓抑制表现,还可有恶心、呕吐、头晕、少量不规则阴道流血、闭经等症状。

3.放射治疗、化学治疗护理

化学治疗者按有关的内容护理。接受盆腔内放射治疗者,应保持直肠、膀胱空虚状态,事先进行灌肠并留置导尿管,避免放射性损伤。腔内置入放射源期间,应保证患者绝对卧床,但需学会肢体运动的方法,以免长期卧床出现并发症。取出放射源后,鼓励患者进行床下活动及生活自理项目。

4.出院指导

完成治疗后应定期随访,通过对患者身心状态的评估,确定体力活动的程度及恢复性生活的时间。随访时间:术后 2 年内每 3～6 个月随访一次;术后 3～5 年每 6 个月随访一次;5 年后每年随访一次。随访中根据患者的恢复情况调整随访间期,并注意有无复发病灶。子宫内膜癌根治术后、服药或放射治疗后,患者可能出现阴道分泌物减少、性交痛等症状,为其提供局部水溶性润滑剂可增进性生活的舒适度。

5.普及防癌知识

大力宣传定期防癌检查的重要性,中年妇女每年接受一次妇科检查。重视绝经后妇女阴道流血和绝经过渡期妇女月经紊乱的诊治,对有高危因素的人群应密切随访或监测。严格掌握雌激素的用药指征及方法,加强患者用药期间的监护和随访。

四、卵巢肿瘤

卵巢肿瘤是妇科常见的肿瘤,可发生于任何年龄。卵巢肿瘤可以有各种不同的形态和性质,单一型或混合型、一侧或双侧性、囊性或实质性、良性或恶性。

卵巢肿瘤是女性生殖器常见的三大恶性肿瘤之一,近年来,卵巢恶性肿瘤的发病率增高了 2～3 倍,并有逐渐上升的趋势。20％～25％的卵巢恶性肿瘤患者有家族史。卵巢肿瘤的发病还可能与高胆固醇饮食、内分泌因素、肥胖、吸烟有关,此为卵巢肿瘤发病的高危因素。

由于卵巢位于盆腔内,无法直接窥视,而且早期无明显症状,又缺乏完善的早期诊断和鉴别方法,一旦出现症状时,往往已属晚期病变,治疗效果不佳,故病死率高居妇科恶性肿瘤之首。

(一)组织学分类

卵巢肿瘤主要分为上皮性肿瘤、性索-间质肿瘤、生殖细胞肿瘤和转移性肿瘤四大类。

1.上皮性肿瘤

上皮性肿瘤是最常见的卵巢肿瘤,占卵巢肿瘤总数的 60%~70%,包括浆液性肿瘤、黏液性肿瘤、内膜样肿瘤、透明细胞肿瘤、Brenner 瘤等。这类肿瘤起源于卵巢表面上皮及其衍化成分,发生于育龄妇女及更年期妇女。组织学上,表面上皮肿瘤由一种或多种不同类型的上皮组织构成。其生物学行为因组织学类型的不同而不同,组织病理学上分为良性、交界性和恶性。

2.性索-间质肿瘤

性索-间质肿瘤是由卵巢颗粒细胞、卵泡膜细胞、Sertoli 细胞、Leydig 细胞及间质来源的成纤维细胞中的一种或几种细胞混合组成的卵巢肿瘤,占卵巢肿瘤的 8%,分为纯性索肿瘤、纯间质肿瘤、混合性索-间质肿瘤。

3.生殖细胞肿瘤

生殖细胞肿瘤占卵巢原发性肿瘤的 30%,其中 95% 为良性成熟性囊性畸胎瘤。20 岁以下的女性中,约 60% 的卵巢肿瘤为生殖细胞肿瘤,其中 1/3 为恶性。大多数恶性生殖细胞肿瘤为纯粹型,约 10% 为混合型。

4.转移性肿瘤

转移性肿瘤是指卵巢外的原发瘤转移至卵巢的恶性肿瘤,包括邻近器官和组织直接蔓延到卵巢的肿瘤。然而,同时发生于子宫和卵巢的组织结构相似的肿瘤多数为独立发生。转移性卵巢肿瘤的一般特征为双侧性、卵巢表面有多个小结节、卵巢外蔓延、不常见的传播形式、不常见的组织学特征、血管淋巴管浸润及促纤维增生性改变。

(二)转移途径

直接蔓延及腹腔种植是卵巢恶性肿瘤的主要转移途径。其特点是即使外观为局限的肿瘤,也可在腹膜、大网膜、腹膜后淋巴结、横膈等部位有亚临床转移。通过直接蔓延及腹腔种植,瘤细胞可直接侵犯包膜,累及邻近器官,并广泛种植于腹膜及大网膜、横膈、肝表面。淋巴转移也是卵巢恶性肿瘤重要的转移途径。由于卵巢有丰富的淋巴引流,癌栓脱落后可沿卵巢血管经卵巢淋巴管向上至腹主动脉旁淋巴结;沿卵巢门淋巴管达髂内淋巴结、髂外淋巴结,经髂总淋巴结至腹主动脉旁淋巴结;沿圆韧带进入髂外淋巴结及腹股沟淋巴结。横膈为卵巢恶性肿瘤转移的好发部位。血行转移者少见。晚期时可转移到肺、胸膜及肝。

(三)临床表现

1.症状

(1)卵巢良性肿瘤:初期肿瘤较小,多无症状,常在妇科检查时偶然发现。当肿瘤增长至中等大小时,患者会感到腹胀,或在腹部扪及肿块。较大的肿瘤可以占满盆腔,并出现尿频、便秘、气急、心悸等压迫症状。

(2)卵巢恶性肿瘤:患者初期多无自觉症状,出现症状时往往已属晚期。由于肿瘤生长迅速,晚期主要症状为腹胀,腹部出现肿块、腹水及胃肠道症状。肿瘤向周围组织浸润或压迫神经则可引起腹痛、腰痛或下肢疼痛,压迫盆腔静脉可出现下肢水肿。晚期患者呈明显消瘦、贫血等恶病质症状。症状轻重取决于肿瘤大小、位置、侵犯邻近器官的程度,有无并发症及组织学类型。

2.体征

早期肿瘤小,不易被发现。当肿瘤长到中等大小时或出现明显症状时,盆腔检查发现子宫旁一侧或双侧有囊性或实性包块,表面光滑或高低不平,活动或固定不动。有时在腹股沟、腋下或锁骨上可触及肿大的淋巴结。

(四)辅助检查

1.妇科检查

随着卵巢肿瘤增大,通过妇科双合诊或三合诊检查通常发现,阴道穹隆部饱满,可触及瘤体下极,子宫体位于肿瘤的侧方或前后方。同时评估卵巢肿块为单侧或双侧、大小、质地、活动度,肿瘤与子宫及周围组织的关系,初步判断有无恶性的可能。良性肿瘤表面光滑,呈囊性,可活动,与子宫无粘连;恶性肿瘤多为双侧,呈实性或囊实性,表面凹凸不平,活动差,与子宫分界不清。

2.影像学检查

(1)B超检查:临床诊断符合率>90%,但不易测出直径<1 cm的实性肿瘤。能检测肿瘤的部位、形态、大小,囊性或实性,囊内有无乳头,同时对肿块来源作出定位;并能鉴别卵巢肿瘤、腹水或结核性包裹性积液。

(2)腹部平片:若为卵巢畸胎瘤可显示骨质,囊壁为密度增加的钙化层,囊腔呈放射透明阴影。

(3)CT检查:可清晰显示肿块,良性肿瘤多呈均匀性吸收,囊壁薄,光滑;恶性肿瘤轮廓不规则,向周围浸润或伴腹水;CT还可显示有无肝结节、肺结节及腹膜后淋巴结转移。

3.腹腔镜检查

腹腔镜检查可直接观察肿物的外观和盆腔、腹腔及横膈等部位,必要时在可

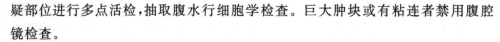

疑部位进行多点活检,抽取腹水行细胞学检查。巨大肿块或有粘连者禁用腹腔镜检查。

4.细胞学检查

通过腹水或腹腔冲洗液找癌细胞,有助于进一步确定Ⅰ期患者的临床分期及选择治疗方案,并可用以随访观察疗效。

5.其他

可以通过免疫学、生物化学等方法测定患者血清中的肿瘤标志物,用于辅助诊断及病情监测。

(五)并发症

1.蒂扭转

蒂扭转为妇科常见的急腹症。蒂扭转好发于瘤蒂较长、中等大小、活动度大、重心偏于一侧的肿瘤,如成熟畸胎瘤等。常在患者突然改变体位或向同一方向连续转动或妊娠期、产褥期由于子宫大小、位置的改变时促发蒂扭转。卵巢肿瘤扭转的蒂由骨盆漏斗韧带、卵巢固有韧带和输卵管组成。发生急性扭转后,因静脉回流受阻,瘤内充血或血管破裂致瘤内出血,导致瘤体迅速增大。若动脉血流受阻,肿瘤可发生坏死、破裂和继发性感染。急性蒂扭转的典型症状为突然发生一侧下腹剧痛,常伴有恶心、呕吐甚至休克。双合诊检查可扪及张力较大的肿块,压痛以瘤蒂部最明显,并有肌紧张。有时不全蒂扭转可自然复位,腹痛也随之缓解。蒂扭转一经确诊应尽快手术。

2.破裂

卵巢肿瘤破裂有自发性破裂和外伤性破裂两种。自发性破裂常由肿瘤发生恶性变,肿瘤快速、浸润性生长穿破囊壁所致;外伤性破裂可由腹部受到重击、分娩、性交、妇科检查及穿刺等所致。症状轻重取决于囊肿的性质、破裂口的大小及流入腹腔的囊液量。小的囊肿或单纯浆液性囊腺瘤破裂时,患者仅感轻度腹痛;大囊肿或畸胎瘤破裂后,患者常有剧烈腹痛伴恶心呕吐。肿瘤破裂也可导致腹腔内出血、腹膜炎及休克。体征有腹部压痛、腹肌紧张,可有腹水征,盆腔原存在的肿块消失或缩小。

3.感染

感染较少见,多继发于肿瘤蒂扭转或破裂,也可来自邻近器官感染,如阑尾脓肿扩散。患者可有高热、腹痛、腹部压痛、反跳痛、肌紧张、腹部肿块及白细胞计数升高等征象。发生感染者应先用抗生素抗感染,后手术切除肿瘤。感染严重者,应尽快手术,去除感染灶。

4.恶变

肿瘤生长迅速,尤其是双侧性肿瘤应考虑有恶变的可能,确诊后尽快手术。

(六)治疗要点

卵巢肿瘤的治疗原则是一经确诊,首选手术治疗。手术范围取决于肿瘤的性质、病变累及范围和患者的一般情况、年龄及对手术的耐受力等。

(1)良性肿瘤:年轻、单侧良性肿瘤者应行患侧卵巢肿瘤剥除术或卵巢切除术;双侧良性肿瘤者应行肿瘤剥除术,术中须判断卵巢肿瘤良、恶性,必要时做冰冻切片组织学检查,明确性质以确定手术范围。

(2)恶性肿瘤:以手术为主,辅以化学治疗、放射治疗等综合治疗方案。

(3)合并并发症:合并并发症属于急腹症,一旦确诊应立即手术。怀疑卵巢瘤样病变者,囊肿直径<5 cm,可进行随访观察。

(4)合并妊娠:良性肿瘤合并妊娠者早孕期可等待孕 12 周后手术;妊娠晚期发现肿瘤者可等待至妊娠足月行剖宫产术,同时切除卵巢;卵巢恶性肿瘤合并妊娠者应及早手术并终止妊娠。

(七)护理措施

1.协助患者接受各种检查和治疗

协助医师完成各种诊断性检查。需放腹水者,做好物品准备,协助医师完成操作过程。在放腹水的过程中,严密观察、记录患者的生命体征,腹水的性质、量及出现的不良反应;一次放腹水 3 000 mL 左右,不宜过多,放腹水速度宜缓慢,以免腹压骤降,发生虚脱,完毕后用腹带包扎腹部。发现患者存在不良反应时应及时报告医师。巨大肿瘤者,需准备沙袋加压腹部,以防腹压骤然下降出现休克。需化学治疗、放射治疗者,按相应的常规进行护理。

2.做好随访工作

卵巢肿瘤易于复发,需长期进行随访和监测。随访时间:术后 1 年内,每月 1 次;术后第 2 年,每 3 个月 1 次;术后第 3 年,每 6 个月 1 次;3 年以上者每年 1 次。良性者术后 1 个月常规复查;卵巢非赘生性肿瘤直径<5 cm 者,应定期(3～6 个月)接受复查,并详细记录。

3.普及防癌知识

重视卵巢肿瘤的高危因素,提倡进食高蛋白、富含维生素 A 的食物,避免进食高胆固醇的食物;高危妇女可口服避孕药预防。开展普查普治,30 岁以上的妇女,每 1～2 年进行 1 次妇科检查,高危人群不论年龄大小最好每半年接受1次检查,以排除卵巢肿瘤。卵巢实性肿块或肿瘤直径＞5 cm者,应及时手术切除。盆腔肿块治疗无效或诊断不清者,应及早行剖腹探查或腹腔镜检。凡乳腺癌、胃肠癌、子宫内膜癌等患者,治疗后应严密随访,定期接受妇科检查,确定有无卵巢转移癌。

第三节　功能失调性子宫出血护理

功能失调性子宫出血(DUB)简称功血,是由于调节生殖的神经内分泌机制异常引起的异常子宫出血,而全身及内外生殖器官无明显器质性病变存在。此病常表现为月经周期长短不一、经期延长、经量过多或不规则阴道流血。按发病机制功血可分为无排卵性功血和排卵性功血两类,70％～80％的患者属于无排卵性功血。功血可发生于月经初潮至绝经间的任何年龄,50％的患者发生于绝经前期,30％发生于育龄期,20％发生于青春期。

一、病因与发病机制

(一)无排卵性功血

无排卵性功血多见于青春期和围绝经期妇女,育龄期少见。各期功血的发病机制不同。

1.青春期

青春期中枢神经系统下丘脑-垂体-卵巢轴正常功能的建立需经过一段时间,如果此时受到机体内部和外界因素,如过度劳累、应激、刺激、精神过度紧张、恐惧、忧伤、环境、气候骤变或肥胖等因素的影响,就可能引起功血。

2.围绝经期

妇女卵巢功能不断衰退,剩余卵泡对促性腺激素的反应性降低,卵泡未能发育成熟,雌激素分泌量的波动不能形成排卵前高峰,故不排卵。

3.育龄期

育龄期可因内、外环境中某种刺激,如劳累、应激、流产、手术或疾病等引起短暂性无排卵。也可因肥胖、多囊卵巢综合征、高催乳素血症等长期存在的因素引起持续性无排卵。

各种因素造成的无排卵,均导致子宫内膜受单一的雌激素刺激、无黄体酮对抗而发生雌激素突破性出血或撤退性出血。

(二)排卵性功血

排卵性功血较无排卵性宫血少见,多发生于育龄期妇女。卵巢虽然有排卵功能,但黄体功能异常,可分为黄体功能不足和子宫内膜不规则脱落两种类型。

1.黄体功能不足

由于神经内分泌调节功能紊乱,导致卵泡期促卵泡激素(FSH)缺乏,卵泡发育缓慢,使雌激素分泌减少,从而对垂体及下丘脑正反馈不足;促黄体生成素(LH)峰值不高,使黄体发育不全,孕激素分泌减少,使子宫内膜分泌反应不足。此外,生理性因素如初潮、分娩后及绝经过渡期,也可能因下丘脑-垂体-卵巢轴功能紊乱,导致黄体功能不足。

2.子宫内膜不规则脱落

在月经周期中,患者有排卵,黄体发育良好,但由于下丘脑-垂体-卵巢轴调节功能紊乱或黄体机制异常引起子宫内膜萎缩过程延长,导致子宫内膜不能如期完整脱落。

二、临床表现

(一)无排卵性功血

常见的症状是子宫不规则出血,特点是患者的月经周期紊乱,月经长短不一,出血量时多时少,可少至点滴淋漓,多至大量出血,出血不易自止。少数患者表现为类似正常月经的周期性出血,但量较多。出血期的患者不伴有下腹疼痛或其他不适,出血多或时间长的患者常伴贫血,大量出血可导致休克。

(二)排卵性功血

1.黄体功能不足

黄体功能不足表现为月经周期缩短,月经频发。有时月经周期虽在正常范围内,但是卵泡期延长,黄体期缩短,故不易受孕或孕早期流产发生率高。

2.子宫内膜不规则脱落

子宫内膜不规则脱落表现为月经周期正常,但经期延长,多达 9～10 天,且出血量多。

3.围排卵期出血

围排卵期出血的出血期<7 天,出血停止后数天又出血,量少,多数持续 1～3 天,时有时无。出血原因不明,可能与排卵后激素水平波动有关。

三、辅助检查

(1)妇科检查:盆腔检查排除器质性病灶,常无异常发现。

(2)诊断性刮宫:目的是止血,明确子宫内膜病理诊断。于月经前3~7天或月经来潮后6小时内刮宫,以确定排卵或黄体功能。为确定是否为子宫内膜不规则脱落,应在月经期第5~6天进行诊刮。不规则流血者可随时进行刮宫。诊刮时应注意子宫腔大小、形态,子宫壁是否光滑,刮出物的性质和量。

(3)宫腔镜检查:在宫腔镜直视下选择病变区进行活检,较盲取内膜的诊断价值高。此检查可排除子宫腔内病变,如子宫内膜息肉、子宫黏膜下肌瘤、子宫内膜癌等。

(4)基础体温测定:基础体温测定是测定排卵的简易可行方法。无排卵性功血者基础体温无上升改变,呈单相曲线,提示无排卵。排卵性功血者则表现为基础体温呈双相,但排卵后体温上升缓慢或上升幅度偏低,升高时间仅维持9~10天即下降者提示黄体功能不全。若黄体萎缩不全致子宫内膜脱落不全者,则基础体温呈双相,但下降缓慢。

(5)子宫颈黏液结晶检查:经前出现羊齿植物叶状结晶提示无排卵。

(6)阴道脱落细胞涂片检查:判断雌激素影响程度。一般表现为中、高度雌激素影响。

(7)激素测定:为确定有无排卵,可测定血清孕酮或尿孕二酮,若呈卵泡期水平为无排卵。为排除其他内分泌疾病,可测定血催乳素水平及甲状腺功能。

四、治疗要点

功血的治疗原则是止血、纠正贫血、调整月经周期并防治感染。

(一)无排卵性功血

出血期间应迅速有效地止血并纠正贫血,血止后尽可能明确病因,并根据病因进行治疗,选择合适方案控制月经周期或诱导排卵,预防复发及远期并发症。

1.支持治疗

加强营养,改善全身状况。贫血者补充铁剂、维生素C和蛋白质。贫血严重者需输血。

2.药物治疗

内分泌治疗效果较好,但应根据不同年龄采取不同方法。治疗青春期少女和生育期妇女时应遵循止血、调整周期、促使卵巢功能恢复和排卵的原则;围绝经期妇女止血后则应遵循调整周期、减少经量,防止子宫内膜病变的原则。通常遵医嘱采用性激素止血和调整月经周期。

(1)止血:少量出血者使用最低有效量性激素减少药物不良反应;大量出血

者,要求在性激素治疗 6~8 小时见效,24~48 小时出血基本停止,若 96 小时以上仍不止血,应考虑有器质性病变存在。常用的内分泌药物有孕激素、雌激素、雄激素、抗前列腺素,以及其他止血药如卡巴克络、酚磺乙胺等。

(2)调整月经周期:青春期及生育期无排卵性功血者,需恢复正常的内分泌功能,以建立正常月经周期;对围绝经期妇女起到控制出血、预防子宫内膜增生症发生的作用,一般连续用药 3 个周期。常用的调整月经周期的方法有 3 种。①雌、孕激素序贯疗法:即人工周期,此法适用于青春期功血或育龄期功血且内源性雌激素水平较低者,通过模拟自然月经周期中卵巢的内分泌变化应用雌、孕激素序贯疗法,使子宫内膜发生相应变化,引起周期性脱落。一般连续应用 3 个周期,用药 2~3 个周期后,患者常能自发排卵。②雌、孕激素合并应用:雌激素使子宫内膜再生修复,孕激素可以限制雌激素引起的内膜增生程度。适用于育龄期功血者或围绝经期者及内源性雌激素水平较高者。连用 3 个周期,撤药后出血,血量减少。③后半周期疗法:适用于青春期或绝经过渡期功血者。可于月经周期后半期(撤药性出血的第 16~25 天)服用甲羟孕酮或肌内注射黄体酮,10 天为一周期,3 个周期为 1 个疗程。

(3)促进排卵:适用于青春期功血者和育龄期功血者,尤其是不孕者。促排卵治疗可从根本上防止功能失调性子宫出血复发。常用的药物有氯米芬、人绒毛膜促性腺激素和人绝经期促性腺激素和促性腺激素释放激素激动剂。

3.手术治疗

(1)刮宫术:最常用,既能明确诊断,又能迅速止血。围绝经期出血者激素治疗前宜常规刮宫,最好在子宫镜下行分段诊断性刮宫,以排除子宫腔内细微器质性病变。青春期功血且出血少者可先服用 3 天抗生素后进行手术,如出血多应立即进行。

(2)子宫内膜切除术:很少用以治疗功血,适用于经量多的围绝经期妇女和经激素治疗无效且无生育要求的生育期妇女。其优点是创伤小,可减少月经量,部分患者可达到闭经效果;缺点是组织受热效应破坏影响病理诊断。

(3)子宫切除术:对药物治疗效果不佳或无效,并了解了所有治疗功血的可行方法后,可由患者及其家属知情选择接受子宫切除术。

(二)排卵性功血

1.黄体功能不足

治疗原则为促进卵泡发育,刺激黄体功能及黄体功能替代,分别应用氯米芬、绒促性素和黄体酮。氯米芬可促进卵泡发育,诱发排卵,促使正常黄体形成;

绒促性素可促进及支持黄体功能;黄体酮补充黄体分泌孕酮的不足,用药后使月经周期正常,出血量减少。

2.子宫内膜不规则脱落

治疗原则为调节下丘脑-垂体-卵巢轴的反馈功能,使黄体及时萎缩,常用药物有孕激素和绒促性素。孕激素作用是通过调节下丘脑-垂体-卵巢轴的反馈功能,使黄体萎缩,内膜及时完整脱落。

五、护理措施

(一)一般护理

观察并记录患者的生命体征、出血量,嘱患者保留出血期间使用的会阴垫及内裤,以便准确地估计出血量。出血量较多者应卧床休息;贫血严重者,遵医嘱做好输血、止血的措施。

(二)补充营养

成人体内大约每 100 mL 血中含 50 mg 铁,行经期妇女,每天从食物中吸收铁 0.7～2.0 mg,经血多者应额外补充铁。向患者推荐含铁较多的食物,如猪肝、豆角、蛋黄、胡萝卜、葡萄干等。按照患者的饮食习惯,制订适合于个人的饮食计划,保证患者获得足够的铁、维生素 C 和蛋白质等营养物质。

(三)预防感染

监测患者的体温、脉搏、子宫体压痛、白细胞计数和分类,保持局部清洁,做好会阴护理。如有感染征象,及时与医师联系并遵医嘱应用抗生素治疗。

(四)遵医嘱使用性激素

(1)按时按量服用性激素,保持药物在血中的浓度稳定,不得随意停服和漏服,以免因性激素使用不当引起子宫出血。

(2)指导患者在治疗期间严格遵医嘱正确用药,如出现不规则阴道流血,应及时就诊。

(3)药物减量必须按规定在出血停止后才能开始,每 3 天减量 1 次,每次减量不得超过原剂量的 1/3,直至维持量。

(五)心理护理

(1)鼓励患者表达内心感受,耐心倾听患者的诉说,了解患者的疑虑。

(2)向患者解释病情及提供相关信息,帮助患者解决问题,摆脱焦虑。也可交替使用放松技术,如看电视、听广播、看书等分散患者的注意力。

第七章 常见儿科疾病护理

第一节 早产儿护理

早产儿又称未成熟儿,是指胎龄≥28周至<37周的新生儿。全世界每年大约有1 300万的早产儿,我国早产儿的发病率为5%~10%。早产儿由于各种器官功能尚未完全发育成熟,生活能力较弱,抗感染能力很差,往往存活率较低,国内报道病死率为12.7%~20.8%。体重越低,病死率越高,尤以体重<1 000 g的早产儿病死率更高。

一、病因

(一)母体因素

如母亲在孕期有妊娠期高血压、严重贫血、营养不良及急性感染等疾病,或在妊娠后期从事重体力劳动、精神紧张、过度疲劳等。

(二)子宫、胎盘、脐带及附属组织的因素

如双角子宫,子宫纵隔畸形,子宫肌瘤,前置胎盘,胎盘早剥,脐带过短、扭转、打结,以及羊膜早破、羊水过多等。

(三)胎儿因素

以双胎多见,胎儿畸形也是容易早产的因素。

(四)其他因素

未满20岁或>35岁的孕妇及身材矮小的孕妇等早产率明显较高。既往有流产史,尤其是晚期流产史、反复流产、人工流产、引产或流产后不足1年又再次怀孕的,早产的可能性最大。有不良个人生活习惯的妊娠妇女,如吸烟、嗜酒、偏

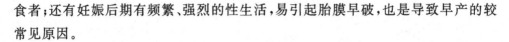

食者;还有妊娠后期有频繁、强烈的性生活,易引起胎膜早破,也是导致早产的较常见原因。

二、临床表现

(一)外观特点

早产儿体重大多在 2 500 g 以下,身长不到 47 cm,哭声轻,颈肌软弱,四肢肌张力低下,皮肤红嫩,胎毛多,耳壳软,指(趾)甲未达指(趾)端,乳晕不清,足底纹少,男婴睾丸未降或未完全下降,女婴大阴唇不能覆盖小阴唇。

(二)生理特点

1.出生后的体重

早产儿出生后第 1 周的"生理性体重减轻"可下降 10%~15%,1 周后,早产儿体重开始恢复,至 2~3 周末恢复至出生体重。

2.体温调节功能差

体温调节中枢发育不成熟是早产儿不能稳定维持正常体温的主要原因。早产儿棕色脂肪少,基础代谢率低,产热少,而体表面积相对较大,皮下脂肪少,容易散热,同时汗腺发育不全,缺乏寒冷发抖反应。因此,早产儿的体温容易随环境温度的高低而发生变化,且常因寒冷而导致硬肿症的发生。合理的保暖可以提高早产儿的存活率。

3.呼吸系统

呼吸中枢及呼吸器官发育不成熟,早产儿呼吸浅快不规则,易出现周期性呼吸及呼吸暂停或青紫。周期性呼吸是指呼吸停止<20 秒,不伴有心率减慢及发绀;呼吸暂停是指呼吸停止>20 秒,伴有心率<100 次/分及发绀。其发生率与胎龄有关,胎龄越小、发生率越高,且常于出生后第 1 天出现。因肺泡表面活性物质少,容易发生呼吸窘迫综合征(即肺透明膜病);由于肺发育不成熟,易因高气道压力、高容量、高浓度氧及炎性损伤而致支气管肺发育不良;有宫内窘迫史的早产儿,易发生吸入性肺炎。

4.循环系统

出生后血液循环动力学发生重大变化:①脐带结扎,胎盘-脐血液循环终止。②肺循环阻力降低,肺血流增加。③回流至左心房的血量明显增多,压力升高,卵圆孔关闭。④由于动脉血二氧化碳分压升高,动脉导管收缩,继而功能性关闭,完成胎儿循环向成人循环的转变。早产儿心率快,血压较足月儿低,在败血症或心功能不全等情况下,易出现血容量不足和低血压。同时,因毛细血管脆弱,缺氧时易致出血。部分可伴有动脉导管开放。

5.消化系统

早产儿吸吮力较差,吞咽反射弱,常出现哺乳困难或因乳汁吸入引起吸入性肺炎。胃贲门括约肌松弛、容量小,易发生胃食管反流和溢乳。早产儿消化酶含量接近足月儿,但胆酸分泌较少,对脂肪的消化吸收较差,在缺血、缺氧、喂养不当等情况下易引起坏死性小肠结肠炎。由于胎粪形成较少和肠蠕动乏力,易出现胎粪延迟排出。早产儿的肝功能不成熟,生理性黄疸较足月儿重,持续时间长,且易发生胆红素脑病。肝脏合成蛋白能力差,糖原储备少,易发生低血糖、低蛋白血症和水肿。

6.神经系统

早产儿神经系统的成熟度与胎龄有关,胎龄越小,功能越差,原始反射越难引出或反射不完全,肌张力低。早产儿易发生缺氧,导致缺氧缺血性脑病。此外,早产儿尤其是极低出生体重儿,其脑室管膜下存在发达的胚胎生发层组织,易发生脑室周围-脑室内出血及脑室周围白质软化。

7.血液系统

早产儿血容量为 $85\sim110$ mL/kg,外周血中有核红细胞较多,白细胞和血小板计数稍低于足月儿。早产儿红细胞生成素水平低下、先天性铁储备少,生理性贫血出现早,且胎龄越小,贫血持续时间越长,程度越严重。早产儿的维生素 K 贮存不足,致凝血因子缺乏,易引起出血,特别是肺出血和颅内出血。

8.泌尿系统

早产儿肾脏功能不成熟,易发生水、电解质紊乱。肾浓缩功能更差,肾小管对醛固酮反应低下,排钠分数高,易产生低钠血症。葡萄糖阈值低,易发生糖尿。由于碳酸氢根阈值极低、肾小管排酸能力差,在用普通牛奶人工喂养时,因酪蛋白含量较高,易引起晚期代谢性酸中毒,早产儿表现为面色苍白、反应差、体重不增和代谢性酸中毒。因此人工喂养的早产儿应使用早产儿配方奶粉。

9.免疫系统

早产儿非特异性与特异性免疫功能更差,IgG 和补体水平较足月儿更低,极易发生各种感染。

三、辅助检查

(1)实验室检查:检查血常规、C反应蛋白、巨细胞病毒等,必要时做血培养检查以评价有无感染;检查早产儿离子水平、血糖以评价内环境是否稳定;监测血气，以评判其呼吸困难程度。

（2）脑磁共振检查：有脑水肿、脑沟浅、脑发育不成熟等的早产儿。通过检查明确有无早产儿脑损伤发生。

（3）眼底检查及视觉诱发电位检查：用来评价有无早产儿视网膜病变及其视神经发育情况。

（4）耳声发射及脑干听诱发电位检查：用来评价听力。

四、治疗要点

目的是做好产时处理，维持早产儿体温的正常，保证其营养支持及有效的通换气功能，预防感染，减少并发症。

（一）出生前和出生时处理

了解病史，对可能发生早产者做好出生时的处理准备，早产儿出生时产科合并症可能较多，窒息发生率较高，对窒息早产儿要积极进行复苏，动作要快且轻柔，复苏后要仔细评估其全身状况。

（二）保暖

保暖对早产儿尤为重要，娩出后应马上擦干早产儿身上的水分，并用干燥、预热的被子包裹，尽快转运至新生儿病房。

（三）呼吸管理

根据早产儿的呼吸情况给予不同的呼吸支持方式，如吸氧、持续气道正压呼吸、机械通气，必要时可给予肺泡表面活性物质、氨茶碱等药物改善呼吸情况。

（四）颅内出血的预防

维持血压稳定和血气正常，避免液体输入过多过快、血渗透压过高，减少操作和搬动，保持安静。

（五）感染的防治

早产儿感染应以预防为主，要严格遵守消毒隔离制度，尽可能减少接触，减少侵袭性操作，每次检查早产儿或操作前都必须认真洗手。对疑有感染者应做血培养、C反应蛋白、血常规、血气分析、尿培养、胸片等检查，及时诊断并评估病情变化。确诊感染，要根据病原特点和药敏结果选用抗感染药物。

（六）早产儿黄疸的治疗

应根据不同胎龄和出生体重、不同日龄所达到的总胆红素值，决定治疗方

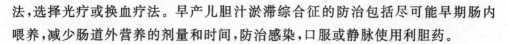

法,选择光疗或换血疗法。早产儿胆汁淤滞综合征的防治包括尽可能早期肠内喂养,减少肠道外营养的剂量和时间,防治感染,口服或静脉使用利胆药。

(七)营养支持

保持液体平衡和血糖稳定,保证能量供给。

五、护理措施

(一)维持体温稳定

根据早产儿的体重、成熟度及病情,给予不同的保暖措施。出生体重<2 000 g或低体温者,应尽早置于婴儿温箱中保暖,并根据体重、日龄选择中性环境温度。体重>2 000 g 者,应给予戴帽保暖,以降低氧耗量和散热量。暴露操作应在远红外辐射床保暖下进行,没有条件者,则应加强保暖,尽量缩短操作时间。

(二)合理营养

早产儿应尽早喂养,以防低血糖。最好母乳喂养,与足月人乳相比,早产儿的母乳含有更多的蛋白质、必需脂肪酸、能量、矿物质、微量元素,可使早产儿在较短期恢复到出生体重。无法母乳喂养者以早产儿配方奶为宜。对于吸吮能力差和吞咽不协调者可经管饲喂养,出生体重<1 500 g 的早产儿可试行微量肠道喂养,哺乳量不能满足所需热能者应辅以静脉营养。哺乳量应因人而异,胎龄越小,出生体重越低,每次哺乳量越少,喂奶间隔时间也越短,以不发生胃潴留及呕吐为原则。若早产儿缺乏维生素 K 依赖凝血因子,出生后应补充维生素 K,预防出血症,此外,还应补充维生素 A、维生素 C、维生素 D、维生素 E 和铁剂等物质。

(三)维持有效呼吸

保持呼吸道通畅,早产儿仰卧时可在肩下放置软垫,避免颈部弯曲。早产儿易发生缺氧和呼吸暂停。有缺氧症状者给予氧气吸入,应以维持动脉血氧分压6.7～9.3 kPa(50～70 mmHg)或经皮血氧饱和度 90％～95％为宜,一般主张间断低流量给氧,切忌给早产儿常规吸氧,以防吸入高浓度氧或吸氧时间过长导致早产儿视网膜病和支气管肺发育不良的发生。呼吸暂停者给予拍打足底、托背、刺激皮肤等措施,条件允许的放置水囊床垫,利用水振动减少呼吸暂停发生。必要时给予氨茶碱静脉注射,负荷量为 4～6 mg/kg,12 小时后给予维持量2～4 mg/(kg・d),分2～4 次给药。

(四)预防感染

1.建立消毒隔离制度和完善清洗设施

接触每个早产儿前应严格执行消毒隔离制度和洗手制度,工作人员要相对固定,严格控制入室人数,室内物品定期更换、消毒,防止交叉感染。

2.保持脐部清洁干燥

一般出生后3~7天残端脱落,脱落前应注意脐部有无渗血,保持其不被污染;脱落后如有黏液或渗血,应用碘伏消毒或重新结扎。有肉芽形成者,用硝酸银溶液点灼;如有化脓感染者,用过氧化氢溶液或碘酒消毒。

3.做好皮肤护理

勤洗澡,保持早产儿皮肤清洁。每次大便后用温水清洗臀部,防止红臀。衣服宜宽大,质软,不用纽扣。

(五)密切观察病情

早产儿病情变化快,常出现呼吸暂停等生命体征的改变,故应密切观察其体温、脉搏、呼吸的变化。此外,还需注意观察患儿的进食情况、精神反应、哭声、反射、面色、皮肤颜色、肢体末梢温度及大小便等。若需药物治疗及补液时,应加强补液管理,剂量要绝对精确,并严格控制补液速度,定时观察记录,最好使用输液泵,防止医源性高血糖、低血糖的发生。

(六)健康教育

宣传有关育儿的保健知识,指导父母如何喂养、保暖、皮肤护理,何时预防接种,如何进行早产儿常见疾病的预防等,以使他们得到良好的信息支持和树立照顾婴儿的信心。

(七)早产儿发展性照顾

通过减少不良环境的刺激,促进早产儿的发育,给予支持,使患儿能够适应环境的刺激,并取得生理、肢体活动互动间的平衡,以利于早产儿的发展。措施包括保持合适的温湿度,减少光线噪声的影响,提供非营养性吸吮,减少疼痛刺激,提供完整睡眠时间,给予"鸟巢式"护理等。

第二节　新生儿病理性黄疸护理

新生儿病理性黄疸或称为非生理性高胆红素血症,它相对于生理性黄疸而言是血清胆红素水平异常升高或胆红素升高性质的改变。它具有以下特点。①黄疸出现早:一般在出生后 24 小时内出现。②黄疸程度重:足月儿血清胆红素＞221 μmol/L(12.9 mg/dL),早产儿＞257 μmol/L(15 mg/dL),或每天上升＞85 μmol/L(5 mg/dL)。③黄疸持续时间长,足月儿＞2 周,早产儿＞4 周。④黄疸退而复现。⑤血清结合胆红素＞34 μmol/L(2 mg/dL)。具备上述任何一项者即可诊断为病理性黄疸。

一、病因

(一)胆红素生成过多

因过多红细胞的破坏及肠肝循环增加,而使血清未结合胆红素升高的因素如下:①红细胞增多症。②血管外溶血。③同族免疫性溶血:如 ABO 或 Rh 血型不合等。④肠肝循环增加。⑤感染。⑥血红蛋白病。⑦红细胞酶缺陷。⑧红细胞形态异常。⑨其他:如维生素 E 缺乏和低锌血症等。

(二)肝脏胆红素代谢障碍

由于肝细胞摄取和结合胆红素的功能低下,致使血清未结合胆红素升高的因素如下:①缺氧和感染。②Crigler-Najjar 综合征,即先天性葡萄糖醛酸转移酶缺乏症。③Gilbert 综合征,即先天性非溶血性未结合胆红素增高症。④Lucey-Driscoll 综合征,即家族性暂时性新生儿黄疸。⑤药物:如磺胺、水杨酸盐、维生素 K_3、吲哚美辛、毛花苷 C 等,可与胆红素竞争 Y、Z 蛋白的结合位点。⑥其他:先天性甲状腺功能低下、脑垂体功能低下和 21-三体综合征等常伴有血胆红素升高或生理性黄疸消退延迟。

(三)胆汁排泄障碍

肝细胞排泄结合胆红素障碍或胆管受阻,可致高结合胆红素血症,但如伴有肝细胞功能受损,也可使未结合胆红素升高。①新生儿肝炎。②先天性代谢缺陷病:α_1-抗胰蛋白酶缺乏症、半乳糖血症、果糖不耐受症、酪氨酸血症、糖原累积病Ⅳ型及脂质累积病等。③Dubin-Johnson 综合征,即先天性非溶血性结合胆红素增高症。④胆管阻塞:如先天性胆管闭锁、胆汁黏稠综合征、肝肿瘤和胆管肿瘤等。

二、临床表现

临床表现主要为高未结合胆红素血症的症状,食欲稍差,皮肤黄染呈杏黄色,粪、尿颜色多正常。黄疸特点出现较早,多数为中度,病程长。

三、辅助检查

(1)实验室检查:血清胆红素升高;根据血常规、血型、网织红细胞、溶血三项判定是否存在溶血;血常规、C 反应蛋白、TORCH 检查明确有无感染,必要时完善血培养检查;检查甲状腺功能三项以判定有无甲状腺功能低下。

(2)脑磁共振检查:多数表现为 T_1 加权苍白球信号增强。

(3)脑干听诱发电位检查:可表现为听阈升高及诱发电位潜伏期延长或消失。

四、治疗要点

治疗目的是快速降低血清未结合胆红素,防止胆红素脑病的发生。

(1)光照疗法:光照疗法简称光疗,是降低血清未结合胆红素简单而有效的方法。

(2)药物治疗:常用药有清蛋白、5%碳酸氢钠、苯巴比妥、静脉用免疫球蛋白。

(3)换血疗法:是抢救严重溶血患儿的重要措施。通过换血可达到换出致敏红细胞和血清中抗体的目的,防止继续溶血;降低胆红素,防止胆红素脑病的发生;纠正溶血导致的贫血,防止缺氧及心功能不全。

(4)其他治疗:防止低血糖、低体温,抗感染治疗,纠正缺氧、贫血、水肿和心力衰竭等。

五、护理措施

(一)病情观察

密切观察病情,注意患儿皮肤、巩膜、大小便颜色变化和神经系统的表现,监测患儿体温、脉搏、呼吸、心率、尿量的变化及肝脾大等情况。根据患儿皮肤黄染的部位和范围,估计血清胆红素的近似值,评价进展情况。如患儿出现拒食、嗜睡、肌张力减退等胆红素脑病的早期表现,应立即报告医师,做好抢救准备。提倡早期喂养,诱导建立正常菌群,保持大便通畅,减少胆红素的肠肝循环。按需

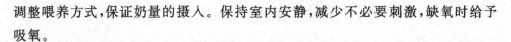

调整喂养方式,保证奶量的摄入。保持室内安静,减少不必要刺激,缺氧时给予吸氧。

(二)换血的护理

严格执行无菌操作,避免感染。插管动作轻柔,避免损伤。换血过程应要保证出入量平衡,详细记录每次的入量、出量、累积出入量,注射器内不能有空气,防止空气栓塞,换血过程中要匀速抽出血液,抽血不畅时可用含肝素的生理盐水冲洗动脉留置针,防止凝血堵管。密切观察患儿全身情况及反应,观察皮肤颜色并监测生命体征,记录心率、呼吸、血压、尿量及用药等。注意给患儿保暖,发生意外情况及时给予处置。在换血开始前、换血中、换血结束时均需抽取血样本送检测定血胆红素,并根据需要检查各生化项目,以判断换血效果及病情变化。

(三)光疗的护理

应使患儿皮肤均匀受光,并尽量使身体广泛照射。若使用单面光疗箱一般每2小时更换体位一次,可以仰卧、侧卧、俯卧交替更换。俯卧照射时要有专人巡视,以免口鼻受压影响患儿呼吸。光疗期间要监测血清胆红素变化,以判断疗效;观察患儿精神反应及生命体征;注意黄疸的部位、程度及其变化、大小便颜色与性状;皮肤有无发红、干燥、皮疹;有无呼吸暂停、烦躁、嗜睡、发热、腹胀、呕吐、惊厥等;注意吸吮能力、哭声变化;保证水分及营养供给。若有异常须立即与医师联系,及时进行处理。

(四)用药护理

根据病情,遵医嘱给予清蛋白和肝酶诱导剂。合理安排补液计划,控制输液量及速度,切忌快速输入高渗性药物,以免血-脑屏障暂时开放,使已与清蛋白结合的胆红素进入脑组织而引起胆红素脑病。控制感染、注意保暖、供给营养、及时纠正酸中毒和缺氧,以利于胆红素与清蛋白结合,降低游离胆红素,减少胆红素脑病的发生。保护患儿肝脏,禁用对肝脏有损害及可能引起溶血、黄疸的药物。若有心力衰竭表现,遵医嘱给予利尿药和洋地黄类药,注意观察用药反应,以防中毒。

(五)健康指导

向家属解释病情、治疗效果及预后,取得家属的配合。对于新生儿溶血病,做好产前咨询及孕妇预防性用药;发生胆红素脑病可能留有后遗症者,指导家属早期进行康复治疗和护理。

第三节　小儿肺炎护理

肺炎是指由不同病原体或其他因素所致的肺部炎症，以发热、咳嗽、气促、呼吸困难和肺部固定湿啰音为共同临床表现，该病是儿科常见疾病中能威胁生命的疾病之一。据联合国儿童基金会统计，全世界每年有 350 万左右＜5 岁的儿童死于肺炎，占＜5 岁儿童总病死率的 28％；我国每年＜5 岁的儿童因肺炎死亡者约35 万，占全世界儿童肺炎死亡数的 10％。因此积极采取措施，降低小儿肺炎的病死率，是 21 世纪世界儿童生存、保护和发展纲要规定的重要任务。

目前，小儿肺炎的分类尚未统一，常用方法有 4 种，各种肺炎可单独存在，也可 2 种同时存在。①病理分类：可分为支气管肺炎、大叶性肺炎、间质性肺炎等。②病因分类：感染性肺炎，如病毒性肺炎、细菌性肺炎、支原体肺炎、衣原体肺炎、真菌性肺炎、原虫性肺炎；非感染性肺炎，如吸入性肺炎、坠积性肺炎等。③病程分类：急性肺炎（病程＜1 个月）、迁延性肺炎（病程1～3 个月），慢性肺炎（病程＞3 个月）。④病情分类：轻症肺炎（主要为呼吸系统表现）、重症肺炎（除呼吸系统受累外，其他系统也受累，且全身中毒症状明显）。临床上若病因明确，则按病因分类，否则按病理分类。

一、病因与发病机制

引起肺炎的主要病原体为病毒和细菌，病毒中最常见的为呼吸道合胞病毒，其次为腺病毒、流感病毒等；细菌中以肺炎链球菌多见，其他有葡萄球菌、链球菌、革兰氏阴性杆菌等。低出生体重、营养不良、维生素 D 缺乏性佝偻病、先天性心脏病等患儿易患本病，且病情严重，容易迁延不愈，病死率也较高。

病原体多由呼吸道入侵，也可经血行入肺，引起支气管、肺泡、肺间质炎症，支气管因黏膜水肿而管腔变窄，肺泡壁因充血水肿而增厚，肺泡腔内充满炎症渗出物，影响了通气和气体交换；同时由于小儿呼吸系统的特点，当炎症进一步加重时，可使支气管管腔更加狭窄，甚至阻塞，造成通气和换气功能障碍，导致低氧血症及高碳酸血症。为代偿缺氧，患儿呼吸与心率加快，出现鼻翼翕动和三凹征，严重时可发生呼吸衰竭。由于病原体作用，重症常伴有毒血症，引起不同程度的感染中毒症状。缺氧、二氧化碳潴留及毒血症可导致循环系统、消化系统、神经系统的一系列症状及水、电解质和酸碱平衡紊乱。

二、临床表现

支气管肺炎为小儿最常见的肺炎,多见于 3 岁以下婴幼儿。

(一)轻症

轻症以呼吸系统症状为主,大多起病较急。其主要表现为发热、咳嗽和气促。

(1)发热:热型不定,多为不规则热,新生儿或重度营养不良儿可不发热,甚至体温不升。

(2)咳嗽:咳嗽较频,早期为刺激性干咳,以后有痰,新生儿则表现为口吐白沫。

(3)气促:气促多发生在发热、咳嗽之后,呼吸频率加快,每分钟可达40~80 次,可有鼻翼翕动、点头呼吸、三凹征、唇周发绀。肺部可听到较固定的中、细湿啰音,病灶较大者可出现肺实变体征。

(二)重症

重症肺炎常有全身中毒症状及循环、神经、消化系统受累的临床表现。

1.循环系统

重症肺炎常见症状包括心肌炎、心力衰竭及微循环障碍。心肌炎表现为面色苍白、心动过速、心音低钝、心律不齐,心电图显示 ST 段下移和 T 波低平、倒置。心力衰竭表现为呼吸突然加快,>60 次/分;极度烦躁不安,明显发绀,面色发灰;心率增快,>180 次/分,心音低钝有奔马率;颈静脉怒张,肝脏迅速增大,尿少或无尿,颜面或下肢水肿等。

2.神经系统

神经系统症状有烦躁或嗜睡,脑水肿时出现意识障碍、反复惊厥、前囟膨隆、脑膜刺激征等。

3.消化系统

消化系统症状常有食欲缺乏、腹胀、呕吐、腹泻等;重症可引起中毒性肠麻痹和消化道出血,表现为严重腹胀、肠鸣音消失、便血等。

若延误诊断或病原体致病力强,可引起脓胸、脓气胸、肺大疱等并发症,多表现为体温持续不退,或退而复升,中毒症状或呼吸困难突然加重。

三、治疗要点

采取综合措施,积极控制感染,改善肺的通气功能,防止并发症。

(一)控制感染

根据不同病原体选用敏感抗生素积极控制感染,使用原则为早期、联合、足量、足疗程,重症患者宜静脉给药。世界卫生组织推荐的 4 种第一线抗生素为复方磺胺甲基异噁唑、青霉素、氨苄西林、阿莫西林,其中青霉素为首选药,复方磺胺甲基异噁唑不能用于新生儿。怀疑有金葡菌肺炎者,推荐用氨苄西林、氯霉素、苯唑西林、氯唑西林和庆大霉素。我国卫生健康委员会对轻症肺炎推荐使用头孢霉素。大环内酯类抗生素,如红霉素、交沙霉素、罗红霉、阿奇霉素素等对支原体肺炎、衣原体肺炎等均有效;除阿奇霉素外,用药时间应持续至体温正常后 5～7 天,临床症状基本消失后 3 天。支原体肺炎需用药 2～3 周,应用阿奇霉素 3～5 天为 1 个疗程,根据病情可再重复 1 个疗程,以免复发。金葡萄肺炎比较顽固,疗程宜长,一般于体温正常后继续用药 2 周,总疗程为 6 周。病毒感染尚无特效药物,可用利巴韦林、干扰素、乳清液等;中药治疗也有一定疗效。

(二)对症治疗

止咳、止喘、保持呼吸道通畅;纠正低氧血症,水、电解质与酸碱平衡紊乱;对于中毒性肠麻痹者,应禁食、胃肠减压,皮下注射新斯的明。对有心力衰竭、感染性休克、脑水肿、呼吸衰竭者,采取相应的治疗措施。

(三)肾上腺皮质激素的应用

若中毒症状明显,或严重喘憋,或伴有脑水肿、中毒性脑病、感染性休克、呼吸衰竭及胸膜有渗出者,可应用肾上腺皮质激素,常用地塞米松,每天 2～3 次,每次 2～5 mg,疗程为 3～5 天。

(四)防治并发症

对并发脓胸、脓气胸者应及时抽脓、抽气;对年龄小、中毒症状明显、脓液黏稠经反复穿刺抽脓不畅,以及有张力气胸者应进行胸腔闭式引流。

四、护理措施

(一)改善呼吸功能

(1)保持病室环境舒适,空气流通,温湿度适宜,尽量使患儿安静,以减少氧的消耗。不同病原体肺炎的患儿应分室居住,以防交叉感染。

(2)置患儿于有利于肺扩张的体位并经常更换,或抱起患儿,以减少肺淤血和防止肺不张。

(3)给氧:凡有低氧血症,出现呼吸困难、喘憋、口唇发绀、面色灰白等情况立

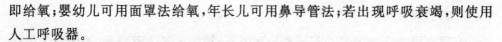

即给氧;婴幼儿可用面罩法给氧,年长儿可用鼻导管法;若出现呼吸衰竭,则使用人工呼吸器。

(4)正确留取标本,以指导临床用药;遵医嘱使用抗生素治疗,以消除肺部炎症,促进气体交换;注意观察治疗效果。

(二)保持呼吸道通畅

(1)及时清除患儿口鼻分泌物,经常协助患儿转换体位,同时轻拍其背部,边拍边鼓励患儿咳嗽,以促使肺泡及呼吸道的分泌物借助重力和震动排出;病情许可的情况下可进行体位引流。

(2)给予超声雾化吸入,以稀释痰液,利于咳出,必要时予以吸痰。

(3)遵医嘱给予祛痰剂,如复方甘草合剂等;对严重喘憋者,遵医嘱给予支气管解痉剂。

(4)给予易消化、营养丰富的流质、半流质饮食,少食多餐,避免过饱影响患儿呼吸;哺喂时应耐心,以防呛咳引起窒息;重症不能进食者,给予静脉营养。保证液体的摄入量,以湿润呼吸道黏膜,防止分泌物干结,利于痰液排出;同时可以防止发热导致的脱水。

(三)加强体温监测

观察患儿体温的变化并警惕高热惊厥的发生,对高热者给予降温措施,保持口腔及皮肤清洁。

(四)密切观察病情

(1)如患儿出现烦躁不安、面色苍白、气喘加剧、心率加速(>160 次/分)、肝脏在短时间内急剧增大等表现时,应及时报告医师,给予氧气吸入并减慢输液速度,遵医嘱给予强心药、利尿药,以增强心肌收缩力,减慢心率,增加每搏输出量,减轻体内水钠潴留,从而减轻心脏负荷。

(2)若患儿出现烦躁或嗜睡、惊厥、昏迷、呼吸不规则等,提示颅内压增高,立即报告医师并共同抢救。

(3)患儿腹胀明显伴低钾血症时,及时补钾;若有中毒性肠麻痹,应禁食,予以胃肠减压,遵医嘱皮下注射新斯的明,以促进肠蠕动,消除腹胀,缓解呼吸困难。

(4)如患儿病情突然加重,出现剧烈咳嗽、烦躁不安、呼吸困难、胸痛、面色发绀、患侧呼吸运动受限等,提示并发脓胸或脓气胸,应及时配合进行胸穿或胸腔闭式引流

（五）健康教育

向家属讲解疾病的有关知识和护理要点，指导家属合理喂养，加强患儿的体格锻炼，以改善患儿的呼吸功能；对易患呼吸道感染的患儿，在寒冷季节或气候骤变外出时，应注意保暖，避免着凉；定期进行健康检查，按时预防接种；向年长的患儿说明住院和注射等对疾病痊愈的重要性，鼓励患儿克服暂时的痛苦，与医务人员合作；教育患儿咳嗽时用手帕或纸捂嘴，不随地吐痰，防止病原菌污染空气而传染给他人。

参 考 文 献

[1] 姚美英,姜红丽.常见病护理指要[M].北京:人民军医出版社,2015.

[2] 闫平平,叶凤清,杨春梅.新编常见病诊治与临床护理规范[M].北京:中国原子能出版社,2017.

[3] 栾燕.临床常见病护理实践[M].北京:科学技术文献出版社,2018.

[4] 赵秀琴.糖尿病并发症预防及护理[M].沈阳:辽宁科学技术出版社,2016.

[5] 唐前.内科护理[M].重庆:重庆大学出版社,2016.

[6] 胡国庆.儿科护理[M].重庆:重庆大学出版社,2016.

[7] 赵风霞,梅一宁.妇科护理[M].杭州:浙江大学出版社,2015.

[8] 谢芳.妇产科常见病诊疗与护理[M].昆明:云南科学技术出版社,2018.

[9] 贾爱芹,郭淑明.常见疾病护理流程[M].北京:人民军医出版社,2015.

[10] 吴欣娟.临床护理常规[M].北京:中国医药科技出版社,2020.

[11] 邵琼,秦昌友,高丽华.全身性疾病的诊疗护理[M].武汉:湖北科学技术出版社,2016.

[12] 任潇勤.临床实用护理技术与常见病护理[M].昆明:云南科学技术出版社,2020.

[13] 韩爱玲.外科常见病护理技能[M].天津:天津科学技术出版社,2018.

[14] 万霞.现代专科护理及护理实践[M].开封:河南大学出版社,2020.

[15] 王香春.临床急重症病诊疗与护理[M].昆明:云南科学技术出版社,2018.

[16] 伍海燕,贺大菊,金丹.临床护理技术实践[M].武汉:湖北科学技术出版社,2018.

[17] 刘丽琴.现代内科护理精粹[M].西安:西安交通大学出版社,2018.

[18] 宋美茹.最新内科护理精要[M].天津:天津科学技术出版社,2018.

[19] 张秀静.消化病基础与临床[M].哈尔滨:黑龙江科学技术出版社,2018.

［20］单强,韩霞,李洪波,等.常见疾病诊治与护理实践［M］.北京:科学技术文献出版社,2018.

［21］殷美萍.实用临床护理思维实践［M］.天津:天津科学技术出版社,2018.

［22］胡玉红.现代临床护理整体规范［M］.北京:科学技术文献出版社,2018.

［23］邓尚平.中医护理［M］.重庆:重庆大学出版社,2017.

［24］梁红,王小明,任素恩.临床各科常见病护理精要［M］.兰州:甘肃文化出版社,2017.

［25］邓尚平.中医护理［M］.重庆:重庆大学出版社,2017.

［26］何丽萍,赖海明,林玉凤.冠状动脉搭桥患者的手术室护理探讨［J］.心血管病防治知识:学术版,2018(12):71-73.

［27］钱晓娟.肝硬化并发症患者46例临床护理体会［J］.中西医结合心血管病杂志(电子版),2018,6(26):69-70.

［28］徐红兰.探讨慢性阻塞性肺疾病合并呼吸衰竭护理效果［J］.实用临床护理学电子杂志,2018,3(44):27-27.

［29］黑云姝.甲状腺疾病术前术后的护理［J］.医学信息,2018,31(A01):249-250.

［30］梁军,崔妮.发展性照顾在早产儿护理中的应用［J］.中国当代医药,2018,25(6):182-184.